N.J. Neumann P. Lehmann

Photodermatosen ■ Ein Leitfaden zur Diagnostik

NORBERT J. NEUMANN PERCY LEHMANN

Photodermatosen

Ein Leitfaden zur Diagnostik

Mit 28 farbigen Abbildungen und 13 Tabellen

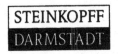
STEINKOPFF
DARMSTADT

Dr. med. Norbert J. Neumann
Heinrich-Heine-Universität Düsseldorf
Universitätshautklinik
Moorenstr. 5, 40225 Düsseldorf

Prof. Dr. med. Percy Lehmann
Heinrich-Heine-Universität Düsseldorf
Universitätshautklinik
Moorenstr. 5, 40225 Düsseldorf

ISBN 3-7985-1229-9 Steinkopff Verlag, Darmstadt

Die Deutsche Bibliothek – CIP-Einheitsaufnahme
Ein Titeldatensatz für diese Publikation ist bei Der Deutschen Bibliothek erhältlich.

Steinkopff-Verlag, ein Unternehmen der Fachverlagsgruppe BertelsmannSpringer.
© Steinkopff Verlag, Darmstadt 2000

Herstellung: K. Schwind
Umschlaggestaltung: Erich Kirchner, Heidelberg
Satz: K+V Fotosatz GmbH, Beerfelden

SPIN 10759813   105/7231-5 4 3 2 1 0 – Gedruckt auf säurefreiem Papier

Vorwort

Die Photobiologie untersucht die komplexen Auswirkungen der Sonnenstrahlung auf biologische Systeme. Der Haut kommt in diesem Kontext als Grenzorgan zu unserer Umwelt eine ganz besondere Rolle zu. So hat das Teilgebiet der Photodermatologie einerseits als Grundlagenwissenschaft, andererseits als klinische Spezialität in den letzten Jahren enorm an Bedeutung gewonnen. Durch die Ermittlung von selektiven therapeutischen Aktionsspektren lassen sich heute mit geeigneten Strahlenquellen eine Reihe von Hauterkrankungen sehr gezielt und effektiv therapieren und unter Kontrolle halten. Anderseits vermag die Sonnenstrahlung eine große Anzahl von Dermatosen zu induzieren – die Photodermatosen. Photodermatosen werden häufig diagnostiziert. Skandinavische und amerikanische Untersuchungen konnten zeigen, dass z.B. die polymorphe Lichtdermatose bei ca. 15% der jüngeren weißen Bevölkerung vorkommt. Da Patienten mit Photodermatosen sich häufig im erscheinungsfreien Intervall vorstellen und spezifische laborchemische Parameter bei den meisten Photodermatosen nicht zu erheben sind, kommt den Photoprovokationstestungen eine besondere Bedeutung zu.

1983 wurde an der Hautklinik der Heinrich-Heine-Universität Düsseldorf ein Labor für photodiagnostische Testverfahren eingerichtet, in dem in der Folgezeit alle Patienten mit Verdacht auf eine Photodermatose getestet wurden. Ziel dieser Testverfahren ist es, die Diagnose mittels Reproduktion in einem Testareal auf der Haut zu sichern und die auslösenden Strahlen, das sog. Aktionsspektrum, zu ermitteln. Für jede Photodermatose mußte dafür ein spezifisches Provokationsprotokoll aufgrund von Literaturangaben und Voruntersuchungen entwickelt werden, da akzeptierte Regeln hierfür nicht existieren.

Mit dem vorliegenden Leitfaden haben wir versucht, unsere Erfahrungen der letzten 17 Jahre bei der systematischen Untersuchung von Photodermatosen mit diesen Testverfahren zusammenzufassen. Bewusst haben wir auf Raritäten verzichtet, wie z.B. seltene enzymbedingte Photodermatosen. Es wurden nur Krankheiten beschrieben, die in jeder dermatologischen Klinik aber auch bei den niedergelassenen Fachkollegen regelmäßig oder zumindest gelegentlich vorkommen.

Möge dieser Leitfaden allen, die damit arbeiten, eine praktische Hilfe in der schwierigen Diagnostik einiger der interessantesten Erkrankungen unseres Fachgebiets sein.

Unser besonderer Dank gebührt Herrn Professor Dr. med. Gerd Plewig, Klinischer Direktor der Hautklinik der Ludwig-Maximilians-Universität München sowie Herrn Professor Dr. med. Erhard Hölzle, Leiter der Dermatologischen Klinik der Städtischen Kliniken Oldenburg, für ihre Unterstützung und kritische Begleitung unserer Arbeit.

Desweiteren möchten wir auch Herrn Wilfried Neuse danken für die eindrucksvollen Photographien der Photodermatosen sowie der Photoprovokationsbefunde.

Nicht zuletzt gilt unser Dank Frau Dr. med. Gertrud Volkert und ihrem Team vom Steinkopff Verlag Darmstadt für ihr kreatives und unermüdliches Engagement.

Düsseldorf, im Juni 2000   NORBERT J. NEUMANN
                                            PERCY LEHMANN

Inhaltsverzeichnis

Abkürzungsverzeichnis

AAD: Akute aktinische Dermatitis
AD: Aktinische Dermatitis
AP: Aktinische Prurigo
AR: Aktinisches Retikuloid
CAD: Chronische aktinische Dermatitis
CEP: Congenitale erythropoetische Porphyrie
DAPT: Deutschsprachige Arbeitsgemeinschaft Photopatch-Test
DD: Differentialdiagnose
DS: Dermatitis solaris
EP: Einmalphotoprovokation
EPP: Erythropoetische Protoporphyrie
HLA: Human leukocytic antigen
HV: Hydroa vacciniformia
IPD: Immediate pigment darkening
LE: Lupus erythematodes
LU: Lichturtikaria
MED: Minimale Erythemdosis
MP: Mehrfachphotoprovokation
MTD: Minimal tanning dose
MUD: Minimale Urtikariadosis
PA: Photoallergische Dermatitis
PAD: Photoaggravierte atopische Dermatitis
PE: Probeexzision
PLD: Polymorphe Lichtdermatose
PLME: Polymorphic light eruption
PLR: Persistierende Lichtreaktion
PPT: Photopatch-Test
PSD: Photosensitive Dermatitis
PSE: Photosensitives Ekzem
PTD: Phototoxische Dermatitis
SPDRG: Scandinavian Photodermatology Research Group
SPP: Systemische Photoprovokation
VD: Verdachtsdiagnose

Einleitung

Unter Photodermatosen werden Hauterkrankungen verstanden, für die das Sonnenlicht bzw. künstliche Strahlungsquellen der entscheidende ätiologische Faktor sind. Nachfolgend werden die polymorphe Lichtdermatose, die Hydroa vacciniformia, die Lichturtikaria, die aktinische Prurigo und die aktinische Dermatitis erläutert.

Der Lupus erythematodes und die erythropoetische Protoporphyrie gehören nicht in die Gruppe der Photodermatosen. Da sie aber durch Licht aggraviert werden können und damit wichtige Differentialdiagnosen darstellen, werden sie am Schluß des Kapitels mit aufgeführt.

Jedes Krankheitsbild wird zunächst klar und übersichtlich gegliedert beschrieben (Definition, Häufigkeit, Ätiologie usw.). Anschließend werden die Kenndaten der Erkrankung tabellarisch aufgelistet, d.h. die potentiell möglichen Befunde und Symptome werden aufgeführt, die bei den jeweiligen diagnostischen Schritten für die Diagnose einer Entität relevant sein können.

Diese Angaben müssen aber *nicht* in jedem diagnostischen Zwischenschritt nachgewiesen werden können. Nur selten stellt sich z.B. ein Patient mit den typischen Läsionen einer Photodermatose vor, die eine sofortige Diagnosestellung erlauben würden. Die Einteilung in „obligatorische" und „fakultative" Kenndaten versteht sich also nicht in dem Sinne, daß diese oder jene Angabe immer vorhanden sein muß. Obligatorische Kenndaten sind vielmehr Angaben, die, falls vorhanden, wesentlich für die Diagnose einer Erkrankung sind. Dagegen können fakultative Angaben nicht nur bei einem Krankheitsbild, sondern auch bei einer oder mehreren anderen Erkrankungen auftreten.

Zur Übersicht ist die photodiagnostische Vorgehensweise Schritt für Schritt schematisch in einen Flußdiagramm (Abb. 1) zusammengefaßt.

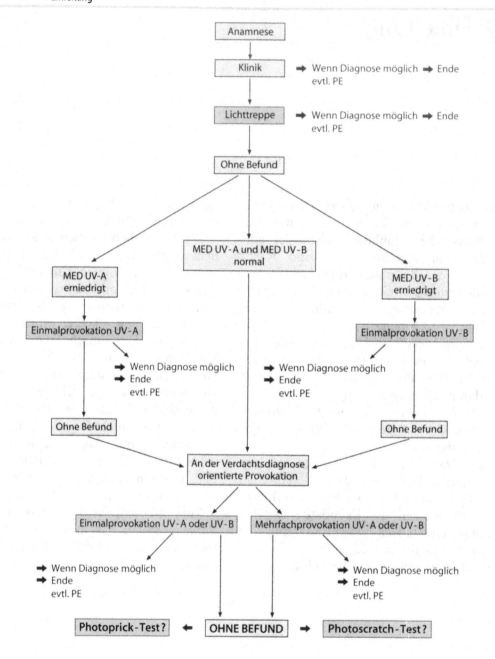

Abb. 1. Ablaufschema der photodermatologischen Diagnostik

Photodermatosen

Polymorphe Lichtdermatose (PLD)

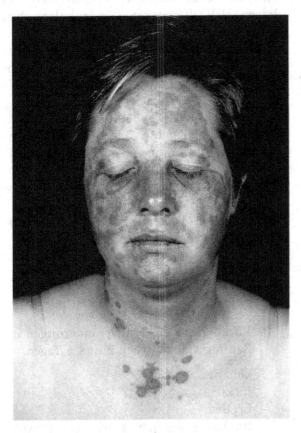

Abb. 2. Polymorphe Lichtdermatose vom Plaque-Typ

■ **Synonyme.** Polymorphic light eruption (PLME), summer eruption, Sommerprurigo, Prurigo aestivalis, eczema solare, Lupus-ery-thematodes-artige Lichtdermatose

■ **Definition.** Die PLD ist ein lichtprovozier-tes, pruritisches, papulöses, vesikulöses oder lichenoides Exanthem [61].

■ **Häufigkeit.** Die PLD ist mit 90% aller lichtinduzierten Hauterkrankungen die häu-figste Photodermatose. Die Angaben über die Prävalenz sind nicht einheitlich und schwanken zwischen 10 und 20% [8, 119]. Die Daten zur Geschlechtsverteilung sind wi-dersprüchlich in der Literatur [19, 79]. Je-doch findet man häufiger Angaben, die ein Überwiegen des weiblichen Geschlechts po-stulieren [18, 67, 84, 101, 120].

■ **Ätiologie.** Die Pathogenese der PLD ist unbekannt. Als ein auslösender Faktor steht lediglich die elektromagnetische Strahlung der Sonne fest. In vielen Hypothesen wird postuliert, daß ein exogener oder endogener Photosensibilisator die PLD auslöst. Derzeit wird die PLD häufig mit einer Immunreakti-on vom verzögerten Typ verglichen [20, 106], da die PLD nach initiierender Bestrah-lung erst verzögert auftritt und ihr histopa-thologisches Bild Ähnlichkeiten zu einer Ek-zemreaktion aufweist. Allerdings konnte bis-her in keinem Fall ein relevantes Photoaller-gen nachgewiesen werden [52].

■ **Klinik.** Die Hautveränderungen treten im Frühjahr bzw. Sommer auf, manchmal erst im Urlaub in Gebieten mit hoher Sonnenin-tensität. Sie beginnt meist mit einem ausge-prägten Juckreiz.

Die Art der Hautveränderungen variiert zwischen den Patienten; sie ist aber bezogen auf den einzelnen Patienten relativ mono-morph. Der Ausprägungsgrad der Symptome hängt von der Strahlungsdosis ab.

Die Hautveränderungen sind ausschließ-lich in lichtexponierten Arealen zu beobach-ten. Prädilektionsstellen sind: Brust, Rücken, die Streckseiten der Arme, Oberschenkel und Unterschenkel sowie die Hände und Fußrücken. Das Gesicht ist bei erwachsenen Patienten häufig nicht betroffen. Vielleicht ist dies auf den Gewöhnungseffekt der Gesichtshaut (light hardening) im Laufe der Jahre zurückzuführen [43].

Nach Hölzle [52,53,89] lassen sich folgende drei Haupttypen der PLD ableiten:
1. der papulöse Typ
2. der Plaque-Typ
3. der papulovesikulöse Typ

Als Untergruppen können folgende Subtypen ergänzt werden: zu 1. der hämorrhagische Typ, zu 2. der Erythema-exsudativum-multiforme-Typ, zu 3. der Iktus-Typ und der vesikulobullöse Typ. Hervorzuheben ist jedoch, daß bei einem Patienten jeweils nur monomorphe Hautveränderungen auftreten; d. h., in der Regel sind die Hautveränderungen nur einem dieser Typen zuzuordnen. Die Kombination von mehreren Typen bei einem Patienten sind extrem selten.

■ **Verlauf.** Die Symptome treten einige Stunden bis wenige Tage nach der Sonnenexposition auf. Die Angaben in der Literatur zum zeitlichen Verlauf der PLD weisen eine große Varianz auf [19, 57, 63, 84, 88, 91, 95, 101]. Nachdem das Sonnenlicht gemieden wurde, bilden sich die Hautveränderungen nach mehreren Tagen wieder zurück und heilen komplikationslos ab.

Bei erneuter Sonnenlichtexposition kann die PLD wieder auftreten, verläuft dann aber häufig wesentlich milder. Über viele Jahre kann sich die PLD im darauffolgenden Frühjahr oder Sommer erneut manifestieren.

■ **Aktionsspektrum.** Im Vordergrund steht der UV-A-Bereich, gelegentlich ist auch der Bereich der UV-B-Strahlung von Bedeutung [108]. Nach Lehmann [84] lassen sich 80% der Fälle ausschließlich durch UV-A, 8% sowohl durch UV-A als auch durch UV-B und 12% nur durch UV-B auslösen.

■ **Histologie.** Als wichtige histopathologische Merkmale gelten ein sich durch das gesamte Korium erstreckendes manschettenförmiges lymphozytäres Infiltrat, ein subepidermales Ödem und eine spongiotische Auflockerung der unteren Epidermis sowie eine Exozytose. Diese Veränderungen stellen das Grundmuster der PLD dar und entsprechen dem papulösen Haupttyp. Durch Betonung einzelner oder zusätzlicher Charakteristika lassen sich die weiteren morphologischen Varianten unterscheiden.

Die typischen histopathologischen Veränderungen der PLD sind, wenn auch nicht pathognomonisch, so doch sehr charakteristisch für das Krankheitsbild [1, 57, 59].

■ **Differentialdiagnose.** Lichturtikaria, lymphozytäre Infiltration (Jessner-Kanof), atopische Dermatitis, Lupus erythematodes, Hydroa vacciniformia.

■ **Kenndaten.** Folgende *anamnestische Angaben* sind Kenndaten der PLD:

■ Obligatorisch
 – Die Hautveränderungen treten im Zeitintervall zwischen 2 Stunden und 3 Tagen nach Lichtexposition auf.
 – Rückbildung der Hautveränderungen im Zeitintervall zwischen 2 und 6 Tagen.

■ Fakultativ
 – Juckreiz
 – Erythem
 – Im Laufe des Jahres tritt ein Gewöhnungseffekt an das Sonnenlicht ein.
 – Die Hautveränderungen treten auf der Brust, dem Rücken, den Ober- und Unterarmen, an den Händen, den Ober- und Unterschenkeln sowie an den Füssen auf.
 – Die Hautveränderungen treten auch hinter Fensterglas auf.
 – Die Hautveränderungen treten nicht unter dünner Kleidung auf.
 – Die Hautveränderungen treten bevorzugt im Frühjahr und Sommer auf.
 – Die Hautveränderungen treten in fast allen Lebensabschnitten auf.

Folgende *klinische Befunde* sind Kenndaten der PLD:

Obligatorisch
Keine Angaben

Fakultativ
- Juckreiz
- Erythem

Folgende *Lichttreppen-Befunde* sind Kenndaten der PLD:

Obligatorisch
Papeln, Papulovesikel oder Plaques

Fakultativ
- Juckreiz
- Erythem
- Die Hautveränderungen werden ausschließlich durch UV-A-Strahlung provoziert.
- Die Hautveränderungen werden ausschließlich durch UV-B-Strahlung provoziert.
- Die Hautveränderungen werden durch UV-A- und UV-B-Strahlung provoziert.

Folgende *Photoprovokations-Befunde* sind Kenndaten der PLD:

Obligatorisch
Papeln, Papulovesikel oder Plaques

Fakultativ
- Juckreiz
- Erythem
- Die Hautveränderungen werden ausschließlich durch UV-A-Strahlung provoziert.
- Die Hautveränderungen werden ausschließlich durch UV-B-Strahlung provoziert.
- Die Hautveränderungen werden durch UV-A- und UV-B-Strahlung provoziert.

■ **Histologischer Befund.** Der histologische Befund muß mit der PLD vereinbar sein.

■ **Laborbefund.** –

Hydroa vacciniformia (HV)

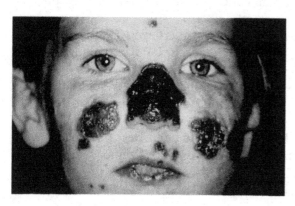

Abb. 3. Hydroa vacciniformia

■ **Synonyme.** Hidroa vacciniformia, Hydroa vacciniformis, hydroa vacciniforme

■ **Definition.** Die HV ist eine sehr seltene, narbenbildende Photodermatose mit hämorrhagischen Blasen und varioliformen Narben in lichtexponierten Arealen [96].

■ **Häufigkeit.** Das männliche Geschlecht ist häufiger von der Erkrankung betroffen als das weibliche Geschlecht [45].

■ **Ätiologie.** Die Pathogenese der HV ist unbekannt. Eine Hypothese geht davon aus, daß durch einen reduzierten Urokaninsäuregehalt der Hornschicht ein verminderter Schutz gegen UV-Strahlung besteht [123, 124]. In 10–20% der Fälle ist bereits eine Photosensitivität aus der Familienanamnese bekannt [29].

■ **Klinik.** Sie zeichnet sich durch Papulovesikeln auf erythematösem Grund aus, auf dem sich bis erbsgroße Blasen mit serösem oder hämorrhagischem Inhalt bilden kön-

nen. Im Verlauf bilden sich hämorrhagische Krusten, die unter Bildung von varioliformen Narben abheilen. Grundsätzlich können sich die Symptome der HV in allen lichtexponierten Arealen entwickeln, aber meistens stehen Gesicht und Hände im Vordergrund. Im Gesicht ist die zentrofaziale Region, besonders die Nase, betroffen.

■ **Verlauf.** Wenige Minuten bis Stunden nach Sonnenlichtexposition treten die ersten Symptome auf. Die Symptome bilden sich im Frühjahr und Sommer aus, und es kommt oft zu rezidivierenden Verläufen.

Das Manifestationsalter liegt meist vor dem 10. Lebensjahr. Im allgemeinen ist die HV mit Beginn der Adoleszenz abgeklungen [9].

■ **Aktionsspektrum.** In wenigen Fällen konnten typische Läsionen mit UV-A-Bestrahlung reproduziert werden [36, 44, 68].

■ **Histologie.** Das histologische Bild zeichnet sich durch leukozytenhaltige intraepidermale und subepidermale Blasen aus. Perivaskuläre nekrotisierende Entzündungen wurden beschrieben [36].

■ **Differentialdiagnose.** Erythropoetische Protoporphyrie, Impetigo contagiosa, aktinische Prurigo, polymorphe Lichtdermatose.

■ **Kenndaten.** Folgende *anamnestische Angaben* sind Kenndaten der HV:

Obligatorisch
– Blasenbildung

- Varioliforme Narben
- Lokalisation der Hautveränderungen im Gesicht
- Manifestationsalter vor dem 10. Lebensjahr

Fakultativ
- Die Hautveränderungen sind auch hinter Fensterglas provozierbar.
- Die Hautveränderungen treten innerhalb des Zeitintervalls von 2 Minuten bis 5 Stunden nach Sonnenexposition auf.
- Die Hautveränderungen treten abhängig von der Jahreszeit auf.
- Die Hautveränderungen treten nur im Frühjahr und Sommer auf.

Folgende *klinische Befunde* sind Kenndaten der HV:

Obligatorisch
- Blasenbildung
- Varioliforme Narben
- Lokalisation der Hautveränderungen im Gesicht

Fakultativ
Keine

Folgende *Lichttreppen-Befunde* sind Kenndaten der HV:

Obligatorisch
Bullöse Reaktion

Fakultativ
- Die Hautveränderungen werden ausschließlich durch UV-A-Strahlung provoziert.
- Die Hautveränderungen werden ausschließlich durch UV-B-Strahlung provoziert.
- Die Hautveränderungen werden durch UV-A- und UV-B-Strahlung provoziert.

Folgende *Photoprovokations-Befunde* sind Kenndaten der HV:

Obligatorisch
Bullöse Reaktion

Fakultativ
- Die Hautveränderungen werden ausschließlich durch UV-A-Strahlung provoziert.
- Die Hautveränderungen werden ausschließlich durch UV-B-Strahlung provoziert.
- Die Hautveränderungen werden durch UV-A- und UV-B-Strahlung provoziert.

■ **Histologischer Befund.** Der histologische Befund muß mit der HV vereinbar sein.

■ **Laborbefund.** –

Lichturtikaria (LU)

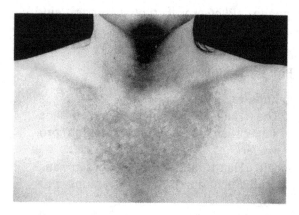

Abb. 4. Lichturtikaria

■ **Synonyme.** Urtikaria solaris, Solar urticaria

■ **Definition.** Die LU ist eine urtikarielle Reaktion der Haut, die durch elektromagnetische Strahlung aus dem Sonnenlichtspektrum ausgelöst wird [22, 46, 81, 98].

■ **Häufigkeit.** Die LU stellt eine seltene Hauterkrankung dar.

■ **Ätiologie.** Angaben hierzu sind nicht bekannt.

■ **Klinik.** Die Symptome der Lichturtikaria sind Juckreiz, Erythem und Quaddelbildung. Um die Quaddel herum bildet sich noch ein sog. Reflexerythem aus. Die LU kann den ganzen Körper betreffen oder auch nur ganz bestimmte definierte Areale. Für den letzteren Fall wurde der Terminus „fixe Lichturtikaria" vorgeschlagen [117].

Nach Bestrahlung großer Teile des Körpers können sich allgemeine Symptome, wie Abgeschlagenheit und Kopfschmerzen, einstellen. In schweren Fällen kann die LU eine Schocksymptomatik verursachen.

■ **Verlauf.** In der Regel treten innerhalb von 10 Minuten nach Lichtexposition die Symptome beginnend mit starkem Juckreiz auf. Die Symptomatik klingt innerhalb einer Stunde wieder ab.

Die LU manifestiert sich häufig erst im Erwachsenenalter und kann viele Jahre andauern. Wichtig ist, daß die LU jahreszeitlich unabhängig verläuft. Allerdings sind auch bei der LU abnehmende Verlaufsformen durch Gewöhnung bekannt.

■ **Aktionsspektrum.** Das Aktionsspektrum reicht von der Röntgen-Strahlung über den UV-Bereich und das sichtbare Licht bis in den Infrarot-Bereich. Eine Quaddelbildung, die durch einen bestimmten Wellenlängenbereich normalerweise ausgelöst wird, kann manchmal durch den Einfluß einer anderen Wellenlänge inhibiert werden [47, 81, 82].

■ **Histologie.** Im oberen Korium zeigen sich ödematöse Veränderungen; manchmal sind perivaskuläre lymphozytäre und granulozytäre Infiltrate zu erkennen.

■ **Differentialdiagnose.** Urtikarielle Kontaktdermatitis, andere Urtikariaformen, erythropoetische Protoporphyrie, polymorphe Lichtdermatose.

■ **Kenndaten.** Folgende *anamnestische An-gaben* sind Kenndaten der LU:

Obligatorisch
- Quaddelbildung
- Auftreten der Hautveränderung inner-halb von 10 Minuten nach der Lichtex-position
- Rückbildung der Hautveränderungen im Zeitintervall zwischen 30 und 60 Minu-ten

Fakultativ
- Juckreiz
- Gewöhnungseffekt im Laufe der Licht-expositionen
- Lokalisation der Hautveränderungen ausschließlich in lichtexponierten Are-alen
- Lokalisation der Hautveränderungen unter dünner Bekleidung
- Auftreten der Hautveränderungen per-ennial, unabhängig von der Jahreszeit
- Alter der Patienten zwischen dem 10. und dem 70. Lebensjahr

Folgende *klinische Befunde* sind Kenndaten der LU:

Obligatorisch
Urtikarielle Reaktion

Fakultativ
- Juckreiz
- Erythem

Folgende *Lichttreppen-Befunde* sind Kennda-ten der LU:

Obligatorisch
Urtikarielle Reaktion

Fakultativ
- Juckreiz
- Reflexerythem
- Die Hautveränderungen werden aus-schließlich durch UV-A-Strahlung pro-voziert.
- Die Hautveränderungen werden aus-schließlich durch UV-B-Strahlung pro-voziert.
- Die Hautveränderungen werden durch UV-A- und UV-B-Strahlung provoziert.

Folgende *Photoprovokations-Befunde* sind Kenndaten der LU:

Obligatorisch
Urtikarielle Reaktion

Fakultativ
- Juckreiz
- Erythem
- Die Hautveränderungen werden aus-schließlich durch UV-A-Strahlung pro-voziert.
- Die Hautveränderungen werden aus-schließlich durch UV-B-Stahlung pro-voziert.
- Die Hautveränderungen werden durch UV-A- und UV-B-Strahlung provoziert.

■ **Histologischer Befund.** Der histologische Befund muß mit der LU vereinbar sein.

■ **Laborbefund.** Normaler Protoporphyrin-gehalt in den Erythrozyten.

Aktinische Prurigo (AP)

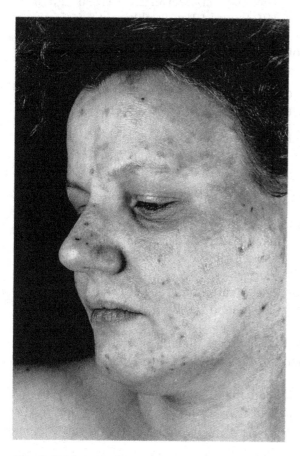

Abb. 5. Aktinische Prurigo

■ Synonyme. Solare Prurigo, solar prurigo

■ Definition. Die AP zeichnet sich durch extreme Lichtempfindlichkeit und pruriginöse Hautveränderungen aus, die sich besonders in lichtexponierten Arealen finden [2].

■ Häufigkeit. Die AP stellt innerhalb der weißen Bevölkerung eine sehr seltene Photodermatose dar. Der Beginn der AP liegt zu 80% vor dem 10. Lebensjahr und betrifft überwiegend Frauen. Darüber hinaus weisen circa 50% der betroffenen Patienten eine atopische Diathese auf. Bei Indianern in Nord- oder Südamerika findet man zusätzlich eine familiäre Variante der AP. Sie wird dort als hereditäre polymorphe Lichtdermatose oder als familiäre aktinische Prurigo bezeichnet.

■ Ätiologie. Die Pathogenese der AP ist weitgehend unbekannt. Die typischen pruriginösen Hautveränderungen können sowohl mit Wellenlängen aus den UV-A- als auch aus dem UV-B-Bereich provoziert werden. Frauen sind deutlich häufiger betroffen als Männer [58].

Die HLA-Typisierung von betroffenen amerikanischen Indianern ergab eine Bevorzugung von B40 und Cw3, es fanden sich aber auch A3, A24 und Cw4; Befunde, die auf eine Heredität der Erkrankung bei Patienten mit indianischer Abstammung hinweisen [80].

■ Klinik. Unmittelbar nach Insolation entwickelt sich ein ödematöses Erythem, welches sich langsam in eine ekzematoide Phase und anschließend in die typischen stark jukkenden prurigoartigen Papeln und Knötchen umwandelt.

Die pruriginösen Hautveränderungen zeigen sich hauptsächlich an chronisch lichtexponierten Arealen wie Gesicht (zentrofazial), Ohren, Nacken, Unterarmen und Handrükken, selten auch am Rücken. Zusätzlich besteht oft eine exsudative, exfoliative Cheilitis der Unterlippe.

In der Kindheit werden saisonal fast ausschließlich lichtexponierte Areale befallen, später treten die Hautveränderungen eher perennial auch in leicht bedeckten Hautarealen auf. Die AP persistiert bis ins Erwachsenenalter und zeigt nur bei circa 25% der Betroffenen in ihrem Verlauf eine Besserung [58].

■ **Verlauf.** Meist vor dem 10. Lebensjahr treten die ersten Symptome wenige Minuten nach der Sonnenexposition auf. Die AP ist eine chronische Photodermatose, die Hautveränderungen können dann bis in den Winter und darüber hinaus persistieren. Über viele Jahre kann sich die AP im darauffolgenden Frühjahr oder Sommer erneut manifestieren. In Lateinamerika besteht die AP sehr häufig perennial.

■ **Aktionsspektrum.** Im Vordergrund steht der UV-A-Bereich. Die AP läßt sich aber auch im Bereich der UV-B-Strahlung und der Kombination von UV-A und UV-B provozieren.

■ **Histologie.** Es findet sich ein lymphohistiozytäres, perivaskuläres Infiltrat manchmal in Kombination mit eosinophilen Granulozyten in der Dermis. Die pruriginösen Papeln und Plaques weisen in der Epidermis eine diskrete Akanthose, Exozytose sowie eine Spongiose auf.

■ **Differentialdiagnose.** Photoaggravierte atopische Dermatitis, polymorphe Lichtdermatose, persistierende Lichtreaktion.

■ **Kenndaten.** Folgende *anamnestische Angaben* sind Kenndaten der AP:

Obligatorisch
- Erstmanifestation vor dem 10. Lebensjahr
- Auftreten der Hautveränderung innerhalb von 10 Minuten nach der Lichtexposition
- Persistenz der Hautveränderungen über Monate bis Jahre

Fakultativ
- Juckreiz
- Hautveränderungen im Nacken
- Hautveränderungen an den Ohren
- Hautveränderungen am Rücken
- Hautveränderungen an den Oberarmen
- Hautveränderungen an den Unterarmen
- Abheilung im Winter
- Lokalisation der Hautveränderungen ausschließlich in lichtexponierten Arealen
- Lokalisation der Hautveränderungen unter dünner Bekleidung
- Auftreten der Hautveränderungen perennial, unabhängig von der Jahreszeit
- Alter der Patienten etwa zwischen dem 1. und dem 70. Lebensjahr

Folgende *klinische Befunde* sind Kenndaten der AP:

Obligatorisch
Keine Angaben

Fakultativ
- Juckreiz
- Erythem
- Ekzematoide Plaques
- Prurigoartige Papeln und Knötchen

Folgende *Lichttreppen-Befunde* sind Kenndaten der AP:

Obligatorisch
Keine Angaben

Fakultativ
- Juckreiz
- Erythem
- Ekzematoide Plaques
- Prurigoartige Papeln und Knötchen
- Die Hautveränderungen werden ausschließlich durch UV-A-Strahlung provoziert.
- Die Hautveränderungen werden ausschließlich durch UV-B-Strahlung provoziert.
- Die Hautveränderungen werden durch UV-A- und UV-B-Strahlung provoziert.

Folgende *Photoprovokations-Befunde* sind Kenndaten der AP:

Obligatorisch
Keine Angaben

Fakultativ
- Juckreiz
- Erythem
- Ekzematoide Plaques
- Prurigoartige Papeln und Knötchen
- Die Hautveränderungen werden ausschließlich durch UV-A-Strahlung provoziert.
- Die Hautveränderungen werden ausschließlich durch UV-B-Strahlung provoziert.
- Die Hautveränderungen werden durch UV-A- und UV-B-Strahlung provoziert.

Histologischer Befund. Der histologische Befund muß mit der AP vereinbar sein.

Laborbefund. –

Aktinische Dermatitis (AD)

Die aktinische Dermatitis stellt neben der polymorphen Lichtdermatose und der Lichturtikaria einen photobiologischen Forschungsschwerpunkt der dermatologischen Klinik der Heinrich-Heine-Universität Düsseldorf dar [100]. Ziel ist es, neue Erkenntnisse zur Pathogenese zu gewinnen und diesen Teil der Photodermatosen neu zu ordnen. In diesem Kontext ist der neue Begriff der aktinischen Dermatitis mit seinen untergeordneten Entitäten als eine Hypothese zu verstehen, die erst noch verifiziert werden muß.

Die Definition der AD ist sehr unscharf formuliert, da sie das ganze Spektrum der Erkrankungen von der akuten bis hin zu den chronisch aktinischen Dermatitiden erfassen soll. Deshalb muß sich bei Verdacht auf Vorliegen einer AD der Versuch anschließen, das Krankheitsbild einem der Subtypen der AD zuzuordnen. Im folgenden sind die Kenndaten der AD aufgelistet:

■ **Kenndaten.** Folgende *anamnestische Angaben* sind Kenndaten der AD:

Obligatorisch
- Rötung
- Juckreiz
- Vermehrte Schuppung der Haut
- Die Hautveränderungen treten mehrere Stunden bis wenige Tage nach der Lichtexposition auf.
- Die Hautveränderungen bilden sich innerhalb von Tagen (bis zu zwei Wochen) zurück.

Fakultativ
- Die Hautveränderungen sind auf lichtexponierte Areale beschränkt (Gesicht, Hals, Hände, Unterarme, Brust).
- Es liegt eine für die AD relevante Medikamenten- oder Externa-Anamnese vor.

Folgende *klinische Befunde* sind Kenndaten der AD:

Obligatorisch
- Dermatitis
- Vermehrte Schuppung der Haut

Fakultativ
Die Hautveränderungen sind auf lichtexponierte Areale beschränkt (Gesicht, Hals, Hände, Unterarme, Brust).

Folgende *Lichttreppen-Befunde* sind Kenndaten der AD:

Obligatorisch
Dermatitis

Fakultativ
- Die Hautveränderungen werden ausschließlich durch UV-A-Strahlung provoziert.
- Die Hautveränderungen werden ausschließlich durch UV-B-Strahlung provoziert.
- Die Hautveränderungen werden durch UV-A- und UV-B-Strahlung provoziert.
- Die MED-UV-A ist erniedrigt.
- Die MED-UV-B ist erniedrigt.
- Die MED-UV-A und die MED-UV-B sind erniedrigt.

Folgende *Photoprovokations-Befunde* sind Kenndaten der AD:

Obligatorisch
Dermatitis

Fakultativ
- Die Hautveränderungen werden ausschließlich durch UV-A-Strahlung provoziert.

- Die Hautveränderungen werden ausschließlich durch UV-B-Strahlung provoziert.
- Die Hautveränderungen werden durch UV-A- und UV-B-Strahlung provoziert.

Histologischer Befund. Der histologische Befund muß mit der AD vereinbar sein.

Laborbefund. –

Akute aktinische Dermatitis (AAD)

Unter diesem Begriff werden aus systematischen Gründen die Dermatitis solaris, die phototoxische und die photoallergische Dermatitis zusammengefasst.

■ **Kenndaten.** Folgende *anamnestische Angaben* sind Kenndaten der AAD:

Obligatorisch
- Rötung
- Juckreiz
- Vermehrte Schuppung der Haut
- Die Hautveränderungen treten mehrere Stunden bis wenige Tage nach der Lichtexposition auf.
- Die Hautveränderungen bilden sich innerhalb von Tagen (bis zu zwei Wochen) zurück.

Fakultativ
- Die Hautveränderungen sind auf lichtexponierte Areale beschränkt (Gesicht, Hals, Hände, Unterarme, Brust).
- Es liegt eine für die AAD relevante Medikamenten- oder Externa-Anamnese vor.

Folgende *klinische Befunde* sind als Kenndaten der AAD:

Obligatorisch
- Dermatitis
- Vermehrte Schuppung der Haut

Fakultativ
Die Hautveränderungen sind auf lichtexponierte Areale beschränkt (Gesicht, Hals, Hände, Unterarme, Brust).

Folgende *Lichttreppen-Befunde* sind Kenndaten der AAD:

Obligatorisch
Dermatitis

Fakultativ
- Die Hautveränderungen werden ausschließlich durch UV-A-Strahlung provoziert.
- Die Hautveränderungen werden ausschließlich durch UV-B-Strahlung provoziert.
- Die Hautveränderungen werden durch UV-A- und UV-B-Strahlung provoziert.

Folgende *Photoprovokations-Befunde* sind Kenndaten der AAD:

Obligatorisch
Dermatitis.

Fakultativ
- Die Hautveränderungen werden ausschließlich durch UV-A-Strahlung provoziert.
- Die Hautveränderungen werden ausschließlich durch UV-B-Strahlung provoziert.
- Die Hautveränderungen werden durch UV-A- und UV-B-Strahlung provoziert.

■ **Histologischer Befund.** Der histologische Befund muß mit einer AAD vereinbar sein

■ **Laborbefund.** –

■ **Dermatitis solaris (DS)**

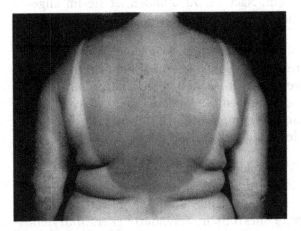

Abb. 6. Dermatitis solaris

■ **Synonyme.** Sonnenbrand, sun burn.

■ **Definition.** Die DS ist ein akuter lichtbedingter Schaden der Epidermis (Sonnenbrand) mit prostaglandinvermitteltem Erythem, der hauptsächlich durch den UV-B-Bereich ausgelöst wird [48, 79, 118, 119].

■ **Häufigkeit.** Die Entstehung einer DS hängt grundsätzlich vom Hauttyp und von der Strahlungsdosis ab. Je nach Breitengrad und Jahreszeit handelt es sich um eine sehr häufige Hautreaktion.

■ **Ätiologie.** Die DS wird im allgemeinen durch eine zu intensive Dosis UV-B-Strahlung hervorgerufen. Damit ist die DS eher eine normale physiologische Reaktion als eine Photodermatose im engeren Sinne.

■ **Klinik.** Klinisch imponiert die DS als ein auf die lichtexponierten Areale scharf begrenztes, geringgradig ödematöses, schmerzhaftes Erythem. Eine sehr intensive Entzündungsreaktion führt zur Blasenbildung. Als Allgemeinsymptome können Unwohlsein, Fieber, Übelkeit und Erbrechen sowie Kopfschmerzen auftreten. In extremen Fällen kann die DS zur Schocksymptomatik führen.

■ **Verlauf.** Wenige Stunden nach der Bestrahlung (4–6 Stunden) beginnt die DS, die nach 12–24 Stunden ihren Höhepunkt erreicht. Nach ca. 72 Stunden ist sie im allgemeinen abgeklungen.

■ **Aktionsspektrum.** Prinzipiell könnten ausreichende Dosen aller UV-Bereiche eine DS verursachen, wobei aber unter natürlichen Bedingungen die Wellenlängen zwischen 290 und 320 nm, also der UV-B-Bereich, im Vordergrund stehen [78].

■ **Histologie.** Im oberen Korium sind die Gefäße erweitert. Neben einem perivaskulären Ödem und Rundzellinfiltraten findet man nekrotisch veränderte Keratinozyten, sog. sunburn cells [71].

■ **Differentialdiagnose.** Phototoxische Dermatitis.

■ **Kenndaten.** Folgende Angaben sind Kenndaten der DS:

Obligatorisch
- Brennendes Gefühl in den betroffenen Hautarealen
- Die Hautveränderungen befinden sich ausschließlich in lichtexponierten Arealen.
- Die Hautveränderungen treten im Zeitintervall zwischen 6–18 Stunden nach Sonnenexposition auf.
- Rückbildung der Hautveränderungen im Intervall zwischen 2 und 5 Tagen.

Fakultativ
Blasenbildung.

■ **Histologischer Befund.** Der histologische Befund muß mit der DS vereinbar sein.

■ **Laborbefund.** –

■ **Phototoxische Dermatitis (PTD)**

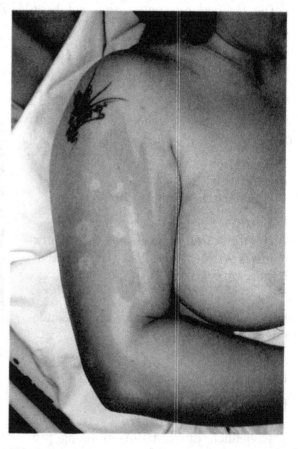

Abb. 7. Phototoxische Dermatitis

■ **Definition.** Die PTD ist eine Dermatitis, die nach systemischer oder lokaler Applikation von photosensibilisierenden Substanzen und anschließender UV-Exposition auftritt [6, 8].

■ **Häufigkeit.** In Bereichen, in denen viel mit phototoxischen Substanzen umgegangen wird, z.B. in der Teerverarbeitung und Erdölindustrie oder in der Medizin, wird die PTD häufig registriert.

■ **Ätiologie.** Die Kombination einer photosensibilisierenden Substanz (z.B. Teerpräparate, Psoralene, Furosemid, Tetrazykline) mit UV-Strahlung bewirkt, z.B. über die Bildung von Peroxiden und freien Radikalen, einen Energietransfer auf die Zellen. Die daraus resultierenden DNS- und Zellmembranschäden induzieren dann die PTD [45].

■ **Klinik.** Das klinische Bild gleicht dem der Dermatitis solaris und setzt sich aus einem Erythem und Ödem zusammen und ist streng auf das lichtexponierte Areal begrenzt. Oft kommt es zu einer Bläschen- und Blasenbildung. Die PTD läßt sich manchmal nur schwer von einer photoallergischen Reaktion abgrenzen [55]. Deshalb kann die Feststellung des auslösenden Agens über die Vermeidung weiterer phototoxischer Schäden hinaus von Bedeutung sein.

■ **Verlauf.** Wenige Stunden bis zu drei Tagen nach der UV-Exposition der mit der photosensibilisierenden Substanz kontaminierten Areale bildet sich die typische Symptomatik aus. Im allgemeinen klingt die PTD anschließend innerhalb von drei Tagen wieder ab (decrescendoartiger Verlauf).

■ **Aktionsspektrum.** Das Aktionsspektrum der PTD liegt meist im UV-A-Bereich.

■ **Histologie.** Siehe DS S. 18.

■ **Differentialdiagnose.** Dermatitis solaris, photoallergische Dermatitis.

■ **Kenndaten.** Folgende Angaben sind Kenndaten der PTD:

Obligatorisch
- Dermatitis
- Brennendes Gefühl in den betroffenen Hautarealen
- Die Hautveränderungen befinden sich ausschließlich in lichtexponierten Arealen
- Die Hautveränderungen treten im Zeitintervall zwischen 2 Stunden und 3 Tagen nach Sonnenexposition auf.

Fakultativ
- Photosensibilisator in der Medikamenten-Anamnese
- Photosensibilisator in der Externa-Anamnese
- Zufälliger Hautkontakt mit einem Photosensibilisator
- Onycholyse
- Nachweis eines Photosensibilisators
- Blasenbildung

■ **Histologischer Befund.** Der histologische Befund entspricht weitgehend dem der Dermatitis solaris.

■ **Laborbefund.** –

▪ Photoallergische Dermatitis (PA)

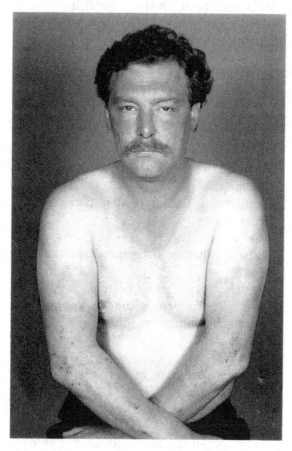

Abb. 8. Photoallergische Dermatitis

▪ **Definition.** Bei der photoallergischen Reaktion verhält sich ein Photosensibilisator als sog. Chromophor, d. h., er ist in der Lage, UV-Energie zu absorbieren und dadurch in einen energetisch angeregten Zustand zu gelangen. Dieses primäre Photoprodukt kann nun durch Konjugation mit körpereigenen Proteinen zu einem Allergen werden. Die PA ist damit eine Hauterkrankung, die durch eine systemisch oder lokal applizierte Substanz und nachfolgender UV-Bestrahlung nur dann ausgelöst wird, wenn vorher durch Sensibilisierung gegen die Substanz oder einem Metaboliten eine Photoallergie akquiriert wurde [12, 16, 24, 25, 109, 126, 136].

▪ **Häufigkeit.** Die PA ist ein seltene Erkrankung [54]. Da sie schwer zu diagnostizieren ist und die Anzahl potentieller Photosensibilisatoren durch die ständige Neuentwicklung chemischer Substanzen stetig steigt, muß die Angabe zur Häufigkeit der PA kritisch betrachtet werden.

▪ **Ätiologie.** Im Gegensatz zur rein kontaktallergischen Reaktion muß bei der PA zusätzlich zum Kontakt mit dem Allergen auch eine Bestrahlung aus dem Sonnenlicht-Spektrum erfolgen. Dabei müssen das Absorptionsspektrum des Allergens und das Aktionsspektrum nicht identisch sein. Deshalb wird angenommen, daß durch Bestrahlung das Photoallergen verändert wird (z. B. Phenothiazine oder halogenierte Salizylanilide). In den meisten Fällen liegt das Aktionsspektrum im UV-A-Bereich; sehr selten kann es auch im UV-B-Bereich liegen (z. B. Sulfonamide). Eine einmal erworbene Photo-Kontakt-Sensibilisierung besteht häufig genau wie eine Kontaktallergie ein Leben lang. Da eine PA langfristig zu einer chronischen aktinischen Dermatitis führen kann (s. u.), ist es sehr wichtig, das auslösende Photoallergen durch einen Photopatch-Test oder eine systemische Photoprovokationstestung zu identifizieren.

▪ **Klinik.** Photoallergische Reaktionen führen innerhalb von 24–48 Stunden nach der UV-Exposition zu einem flächenhaften, unscharfen Erythem, das meist auf die lichtexponierten Areale beschränkt ist. Juckreiz und Ödem können häufig parallel auftreten. Nach 2–3 Tagen bilden sich Papeln und Papulovesikel aus, die in extremen Fällen auch in Blasen und Erosionen übergehen. Die Hautveränderungen können sich auch auf unbestrahlte Areale ausdehnen. Diese „überschießende" Reaktion wird auch als Streuungsphänomen bezeichnet.

▪ **Verlauf.** Die Symptomatik der PA erscheint 24–48 Stunden nach UV-Exposition und erreicht ca. drei Tage später ihren Höhepunkt (crescendoartiger Verlauf). Die Symptome bilden sich nach Einhaltung der Photoallergenkarenz und Meidung von UV-Licht im allgemeinen nach mehreren Tagen zurück.

■ **Aktionsspektrum.** Das Aktionsspektrum von photoallergischen Reaktionen liegt meist im UV-A-Bereich, kann sich aber auch auf den UV-B-Bereich erstrecken.

■ **Histologie.** Die PA zeigt histologisch eine spongiotische Dermatitis mit perivaskulärer lymphozytärer Infiltration im Korium.

■ **Differentialdiagnose.** Kontaktallergie, phototoxische Reaktion, chronisch aktinische Dermatitis.

■ **Kenndaten.** Folgende Angaben sind Kenndaten der PA

■ Obligatorisch
– Dermatitis
– Die Hautveränderungen treten im Zeitintervall von 1–3 Tagen nach Sonnenexposition auf.

■ Fakultativ
– Photoallergen in der Medikamenten-Anamnese
– Photoallergen in der Externa-Anamnese
– Streuung der Hautveränderungen in nicht lichtexponierte Areale.

■ **Histologischer Befund.** Der histologische Befund muß mit der PA vereinbar sein.

■ **Laborbefund.** –

Chronische aktinische Dermatitis (CAD)

Hawk und Magnus [49] empfahlen den Begriff „chronische aktinische Dermatitis" für die Erkrankungen, die mit einer chronischen Photosensitivität einhergehen.

Zu dieser Gruppe gehören das aktinische Retikuloid, das photosensitive Ekzem, die photosensitive Dermatitis und die persistierende Lichtreaktion. In der Literatur finden sich widersprüchliche und zum Teil überlappende Definitionen [30, 64, 114, 115, 137]. Somit besteht kein allgemeiner Konsensus.

Da die wissenschaftliche Bearbeitung der CAD-Subtypen aber ein Schwerpunkt der Universitätshautklinik in Düsseldorf darstellt, versucht man dort bei Vorliegen der Diagnose CAD, den jeweiligen Kasus einem CAD-Subtyp zuzuordnen. Entsprechend dem CAD-Konzept von Milde et al. [100] sind die Entitäten per definitionem widerspruchsfrei voneinander abgrenzt und bieten somit eine rationale Grundlage für die weitere wissenschaftliche Erforschung der CAD.

Dieses Konzept stellt aber nur eine vorläufige Hypothese dar, die sich im klinischen Alltag erst noch bewähren muß. Die diesem Konzept zugrunde liegenden Kenndaten sind nachfolgend zusammengefaßt.

Kenndaten:
Obligatorisch
- Dermatitis
- Schuppung
- Manifestationsalter jenseits des 40. Lebensjahres.

Fakultativ
- Lichenifikation der betroffenen Hautareale
- Streuung in nicht lichtexponierte Areale
- Vorkommen einer Dermatitis anderer Genese (Atopie, Kontaktdermatitis, Photoallergie, Prämycosid).

Aktinisches Retikuloid (AR)

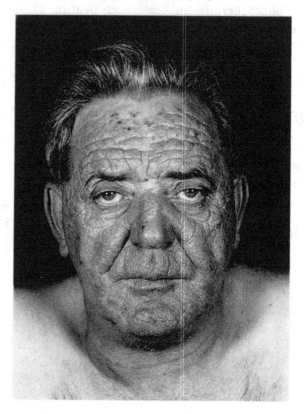

Abb. 9. Aktinisches Retikuloid

Definition. Das AR ist eine chronisch persistierende, photosensitive und ekzematoide Dermatitis in lichtexponierten Arealen, ohne daß ein Photoallergen nachweisbar ist.

Häufigkeit. Das AR ist selten und betrifft vorwiegend Männer im mittleren bis höheren Lebensalter.

Ätiologie. Die Pathogenese des AR ist unbekannt.

Klinik. Klinisch sind keine Allgemeinsymptome festzustellen. Eine Vergrößerung lokoregionärer Lymphknoten sowie Hepatosplenomegalie wurden im Zusammenhang mit dem AR beschrieben. In den lichtexponierten Arealen, besonders im Gesicht, Nakken und den Händen, bildet sich ein chronisch lichenifiziertes Ekzem auf erythematöser, entzündlich verdickter Haut. Die Hautfelderung imponiert vergröbert. Im Gesicht kann sich eine Facies leontina ausprägen. Es besteht eine extreme Lichtempfindlichkeit.

■ **Verlauf.** Dem AR gehen oft andere Ekzeme voraus, z.B. ein seborrhoisches oder nummuläres Ekzem, nicht selten auch eine Kontaktallergie gegen Chromate. Das AR verläuft schubartig, und die Photosensitivität ist meist irreversibel. In einigen Fällen entwickelte sich auf der Grundlage eines AR ein malignes Lymphom.

■ **Aktionsspektrum.** Das Aktionsspektrum liegt meist im UV-B-Bereich. Gelegentlich kann sich das Aktionsspektrum auf den UV-A-Bereich bis hin zum sichtbaren Licht erweitern.

■ **Histologie.** Im Gegensatz zu den anderen Entitäten der CAD zeigt sich in der Histologie ein bandartiges, mehr oder weniger ausgeprägtes Infiltrat mit atypischen lymphoiden Zellen mit hyperchromatischen und unregelmäßig konfigurierten Zellkernen [64]. Insgesamt erinnert das histologische Bild an eine Mycosis fungoides.

■ **Differentialdiagnose.** Andere Formen der chronischen aktinischen Dermatitis, Mycosis fungoides und bei großflächigem Befall das Sézary-Syndrom.

■ **Kenndaten.** Folgende Angaben sind Kenndaten des AR:

▪ Obligatorisch
  – Klinik: Ekzem in den lichtexponierten Arealen
  – Histologie: Mycosis fungoides-artiger Befund
  – Aktionsspektrum: Im UV-B-Bereich
  – Photopatch-Test: Negativ

▪ Fakultativ
  – Aktionsspektrum: Im UV-A- oder im Bereich des sichtbaren Lichtes
  – MED: Erniedrigt im UV-A- und/oder UV-B-Bereich und/oder im Bereich des sichtbaren Lichtes

– Patch-Test: positiv
– Atopische Dermatitis: positiv.

■ **Histologischer Befund.** Der histologische Befund muß mit dem AR vereinbar sein.

■ **Laborbefund.** –

■ **Photosensitives Ekzem (PSE)**

■ **Definition.** Das PSE ist eine chronisch persistierende, photosensitive ekzematoide Dermatitis, die sich auf der Grundlage eines vorausgehenden Ekzems, z.B. einer kontaktallergischen Dermatitis, entwickelt und nur von Strahlung aus dem UV-B-Bereich aufgelöst werden kann [115].

■ **Häufigkeit.** Das PSE ist eine seltene Erkrankung, die meist bei Männern, aber auch bei Frauen, im mittleren und höheren Lebensabschnitt beobachtet wurde.

■ **Ätiologie.** Die Pathogenese des PSE ist unbekannt. Vandermaesen et al. [132] vermuteten, daß exogene Faktoren, wie ein Photoallergen oder ein Kontaktallergen, eine wesentliche Rolle in der Pathogenese des PSE spielen.

■ **Klinik.** Nach jahrelanger Persistenz eines unspezifischen Ekzems stellt sich in den lichtexponierten Arealen eine Photosensitivität ein. Es entsteht ein erythematöses, lichenifiziertes Ekzem auf entzündlich verdickter Haut. Ein Photoallergen kann zum Zeitpunkt der bestehenden PSE nicht nachgewiesen werden.

■ **Verlauf.** Da die Photosensitivität meist irreversibel persistiert, ist der Verlauf des PSE nur schwer zu beurteilen.

■ **Aktionsspektrum.** Das Aktionsspektrum beschränkt sich auf den UV-B-Bereich.

Histologie. Histologisch zeigt sich eine spongiotische Dermatitis, oft mit ausgeprägtem lymphozytären Infiltrat.

Differentialdiagnose. Andere Formen der chronischen aktinischen Dermatitis.

Kenndaten. Folgende Angaben sind Kenndaten der PSE:

Obligatorisch
- Klinik: Ekzem in den lichtexponierten Arealen
- Histologie: Spongiotische Dermatitis
- Aktionsspektrum: Im UV-B-Bereich
- Photopatch-Test: Negativ

Fakultativ
- MED: Erniedrigt im UV-B-Bereich
- Patch-Test: Positiv
- Atopische Dermatitis: Positiv.

Histologischer Befund. Der histologische Befund muß mit dem PSE vereinbar sein.

Laborbefund. –

Photosensitive Dermatitis (PSD)

Definition. Die PSD ist eine chronische, lichenifizierte, photosensitive Dermatitis in lichtexponierten Arealen, der eine chronische Dermatitis anderer Genese vorausgeht [30].

Häufigkeit. Die PSD ist eine seltene Erkrankung.

Ätiologie. Die Pathogenese der PSD ist unbekannt.

Klinik. Klinisch zeigt sich eine chronische, erythematöse, lichenifizierte, photosensitive Dermatitis. Im Gegensatz zum PSE muß bei der PSD mindestens ein Photoallergen nachweisbar sein.

Verlauf. Da die Photosensitivität meist irreversibel ist, ist der Verlauf der PSD nur schwer zu beurteilen.

Aktionsspektrum. Das Aktionsspektrum liegt im Gegensatz zum PSE nicht nur im UV-B-Bereich, sondern auch im UV-A-Bereich oder aber im Bereich des sichtbaren Lichts.

Histologie. Die PSD zeigt das Bild einer spongiotischen Dermatitis, oft mit ausgeprägtem Infiltrat.

Differentialdiagnose. Andere chronische aktinische Dermatitiden.

Kenndaten. Folgende Angaben sind Kenndaten der PSD:

Obligatorisch
- Klinik: Ekzem in den lichtexponierten Arealen
- Histologie: Spongiotische Dermatitis
- Aktionsspektrum: Im UV-B-Bereich

Fakultativ
- Aktionsspektrum: Im UV-A- oder im Bereich des sichtbaren Lichtes
- MED: Erniedrigt im UV-B- und/oder UV-A-Bereich
- Photopatch-Test: Positiv
- Patch-Test: Positiv
- Atopische Dermatitis: Positiv.

Histologischer Befund. Der histologische Befund muß mit der PSD vereinbar sein.

Laborbefund. –

Persistierende Lichtreaktion (PLR)

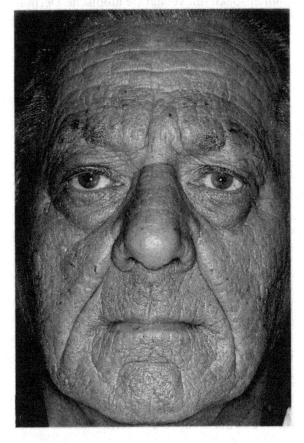

Abb. 10. Persistierende Lichtreaktion

Definition. Die PLR ist eine chronische, erythematöse, lichenifizierte, photosensitive Dermatitis, die sich aus einer nachweisbaren Photoallergie entwickelt und später in Abwesenheit des relevanten Photoallergens durch Lichtexposition allein ausgelöst werden kann [13–15, 23, 32, 35, 50, 66, 70, 72, 113, 137, 139, 142].

Häufigkeit. Die PLR ist eine seltene Erkrankung, die vorwiegend Männer im fortgeschrittenen Alter betrifft. In der Zeit der oben erwähnten Einführung der halogenierten Salizylanilide trat sie in einigen Ländern epidemieartig auf.

Ätiologie. Den Ausgangspunkt bildet die Pathogenese der Photoallergie. Warum die PLR auch ohne Photoallergenzufuhr weiter

bestehen kann, ist unbekannt. Man vermutet ein Photoallergenreservoir in geringen Spuren im Bindegewebe [139]. Kochevar und Harber konnten 1977 zeigen, daß Tetrachlorsalizylanilide durch Oxydation von Histidin die Struktur von Albumin ändern kann [77]. Aufgrund dieser Beobachtung vermuteten sie eine Immunantwort auf diese geänderte Substanz im Sinne einer Autosensibilisierung.

Klinik. Charakteristisch ist die sehr ausgeprägte Lichenifikation der lichtexponierten Areale. Auf diesem Hintergrund kann es zu einer Facies leontina kommen. Weiterhin zeigt die PLR eine erythematöse, schuppende Dermatitis mit vergröberten Hautfelderungen. Die Dermatitis kann auch auf nicht belichtete Areale übergreifen (Streuungsphänomen).

Verlauf. Da die Photosensitivität meist irreversibel ist, kann der Verlauf der PLR nur schwer beurteilt werden.

Aktionsspektrum. Das Aktionsspektrum der PLR betrifft primär den UV-B-Bereich, kann sich aber in seltenen Fällen in den UV-A-Bereich oder sogar in den Bereich des sichtbaren Lichtes erstrecken.

Histologie. Die PLR zeigt histologisch eine chronische spongiotische Dermatitis.

Differentialdiagnose. Photoallergische Dermatitis, andere chronische aktinische Dermatitiden, insbesondere das aktinische Retikuloid.

Kenndaten. Folgende Angaben sind Kenndaten der PLR:

- Obligatorisch
  - Klinik: Ekzem in den lichtexponierten Arealen
  - Histologie: Spongiotische Dermatitis
  - Aktionsspektrum: Im UV-B-Bereich
  - Photopatch-Test: Positiv, relevantes Photoallergen

Fakultativ
- MED: Erniedrigt im UV-A- und/oder UV-B-Bereich und/oder im Bereich des sichtbaren Lichtes
- Aktionsspektrum: Im UV-A- oder im Bereich des sichtbaren Lichtes
- Patch-Test: Positiv
- Atopische Dermatitis: Positiv.

■ **Histologischer Befund.** Der histologische Befund muß mit der PLR vereinbar sein.

■ **Laborbefund.** –

■ Photoaggravierte atopische Dermatitis (PAD)

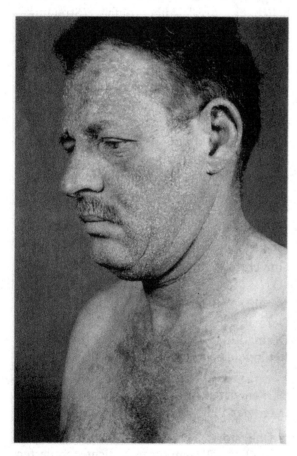

Abb. 11. Photoaggravierte atopische Dermatitis

■ **Definition.** Das atopische Ekzem ist eine chronisch-rezidivierende, entzündliche Hauterkrankung mit ausgeprägtem Juckreiz [11].

Die PAD ist eine durch Strahlung aus dem Sonnenspektrum verstärkte atopische Dermatitis.

■ **Häufigkeit.** Die PAD ist eine sehr seltene Erkrankung.

■ **Ätiologie.** Die Ätiologie der atopischen Dermatitis sowie deren mögliche Photoaggravierung ist unbekannt.

■ **Klinik.** Es zeigt sich eine chronische Dermatitis in lichtexponierten Arealen.

■ **Verlauf.** Aufgrund der geringen Fallzahl sind derzeit zum Verlauf und zur Prognose der PAD keine Angaben möglich.

■ **Aktionsspektrum.** Das Aktionsspektrum liegt im Bereich von UV-B und/oder UV-A.

■ **Histologie.** Die PAD zeigt histologisch das Bild einer chronischen spongiotischen Dermatitis.

■ **Differentialdiagnose.** Andere Photodermatosen aus der Gruppe der CAD.

■ **Kenndaten.** Folgende Angaben sind Kenndaten der PAD:

Obligatorisch
- Klinik: Ekzem in den lichtexponierten Arealen
- Histologie: Spongiotische Dermatitis
- Aktionsspektrum: Im UV-B-Bereich
- Photopatch-Test: Negativ
- Atopische Dermatitis: Positiv.

Fakultativ
- Aktionsspektrum: Im UV-A-Bereich
- MED: Erniedrigt im UV-B- und/oder UV-A-Bereich
- Patch-Test: Positiv.

Histologischer Befund. Der histologische Befund muß mit der PAD vereinbar sein.

Laborbefund. –

Lupus erythematodes (LE)

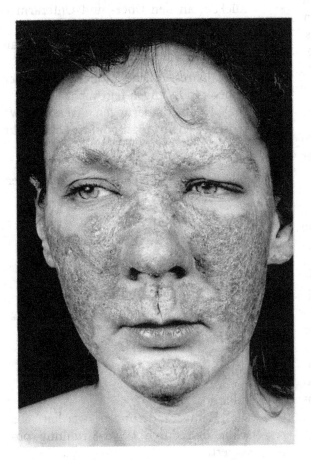

Abb. 12. Lupus erythematodes chronicus discoides

■ **Synonyme.** Lupus erythematosus

■ **Definition.** Der LE ist eine Autoimmunerkrankung, die sich in einem oder in mehreren Organsystemen manifestieren kann [17, 33, 34, 51, 62, 65, 69, 74, 84, 105, 112, 129, 131].

■ **Häufigkeit.** Der LE ist eine seltene Erkrankung.

■ **Ätiologie.** Die Pathogenese des LE ist weitgehend unbekannt. Wesentliches Phänomen der Erkrankung ist die Bildung von Autoantikörpern, die auf eigene Antigene des Körpers reagieren. Neuere Forschungsergebnisse weisen in die Richtung, daß sich diese Autoantikörper primär gegen Fremdantigene richten und nur sekundär mit Autoantigenen reagieren.

■ **Klinik.** Gilliam und Sontheimer [37–40, 127] haben den LE nach klinischen, laborchemischen und histopathologischen Kriterien in die Subklassen diskoider, subakut kutaner und systemischer LE sowie Lupus erythematodes profundes eingeteilt.

Die Hautveränderungen reichen von dem klassischen Schmetterlingserythem im Jochbein und Wangenbereich, den symmetrischen erythematosquamösen Plaques an den Streckseiten der Arme und am Stamm, den rötlichen scharfbegrenzten Plaques mit follikulären Hyperkeratosen bis zu narbigen Abheilungen im Gesicht und auf der Kopfhaut.

Da etwa 30% der Patienten eine Lichtempfindlichkeit angeben [5, 76] stellt der LE die wichtigste Differentialdiagnose zur PLD dar. Die Hautveränderungen lassen sich oft nur schwer von der PLD abgrenzen. Wesentlich zur Unterscheidung ist der Zeitraum zwischen der Bestrahlung und dem Auftreten der Hautveränderungen; der bei der PLD Stunden bis Tage, beim LE Tage bis Wochen betragen kann. Liegt ein systemischer LE vor, können auch typische Veränderungen bestimmter Laborparameter (z. B. AntinDNA-Titer und antinukleäre Antikörper) herangezogen werden [75, 86].

Verlauf. Der Verlauf der einzelnen Subtypen des LE muß differenziert betrachtet werden. Prinzipiell lassen sich drei Verlaufsformen unterscheiden. Der diskoide LE ist eine harmlose Erkrankung, die auf die Haut beschränkt bleibt. Der subakut kutane LE zeigt eine intermediäre Verlaufsform; die Hautveränderungen sind disseminiert und nichtvernarbend. Es kann eine Systembeteiligung hinzutreten. Insbesondere ist hierbei die ausgeprägte Lichtempfindlichkeit zu nennen. Der systemische LE ist dagegen eine lebensbedrohliche Systemerkrankung. Übergänge vom diskoiden bzw. subakut kutanen LE in den systemischen LE treten in 5% bzw. 50% der Fälle auf.

Aktionsspektrum. Das Aktionsspektrum des LE liegt hauptsächlich im UV-B-, aber auch im UV-A-Bereich.

Histologie. Histologisch imponiert der diskoide LE in der aktiven Phase durch eine vakuolisierende Degeneration der Basalschicht, eine Hyperkeratose, besonders im Bereich der Haarfollikel, und durch lymphozytäre Infiltrate, die perivaskulär und periadnexiell angeordnet sind. In der atrophischen Phase zeigt sich, abgesehen von der Atrophie, kein typisches Bild.

Der subakut kutane LE ähnelt der Histologie des diskoiden LE, aber er ist nicht so ausgeprägt und die Haarfollikel sind nicht befallen.

Beim systemischen LE findet man an der Epidermis eine Atrophie, eine Orthohyperkeratose oder Parakeratose sowie eine Basalzelldegeneration. Oft tritt im oberen Korium ein massives Ödem hinzu, eventuell sogar eine subepidermale Blasenbildung.

Differentialdiagnose. Polymorphe Lichtdermatose.

Kenndaten. Folgende *anamnestische Angaben* sind Kenndaten des LE:

Obligatorisch
- Erythem

- Auftreten der Hautveränderungen im Zeitintervall zwischen 2 und 21 Tagen nach der Lichtexposition
- Rückbildung der Hautveränderungen im Zeitintervall zwischen 7 Tagen und 25 Wochen

Fakultativ
- Lokalisation der Hautveränderungen im Gesicht, am Hals, auf der Brust, am Rücken, an den Ober- und Unterarmen sowie an den Händen
- Die Hautveränderungen treten auch an nicht lichtexponierten Hautarealen auf.
- Eine jahreszeitliche Abhängigkeit der Hautveränderungen tritt nicht auf.
- Die Hautveränderungen treten etwa zwischen dem 15. und 80. Lebensjahr auf.

Folgende *klinische Befunde* sind Kenndaten des LE:

Obligatorisch
Erythem

Fakultativ
Narben

Folgende *Lichttreppen-Befunde* sind Kenndaten des LE:

Obligatorisch
Keine Angaben

Fakultativ
- Die Hautveränderungen werden ausschließlich durch UV-A-Strahlung provoziert.
- Die Hautveränderungen werden ausschließlich durch UV-B-Strahlung provoziert.
- Die Hautveränderungen werden durch UV-A- und UV-B-Strahlung provoziert.

Folgende *Photoprovokations-Befunde* sind Kenndaten des LE:

Obligatorisch
- Erythem
- Schuppung
- Infiltrat

Fakultativ
- Die Hautveränderungen werden ausschließlich durch UV-A-Strahlung provoziert.
- Die Hautveränderungen werden ausschließlich durch UV-B-Strahlung provoziert.
- Die Hautveränderungen werden durch UV-A- und UV-B-Strahlung provoziert.

Histologischer Befund. Der histologische Befund muß mit dem LE vereinbar sein.

Laborbefund. BSG-Erhöhung, Blutbildveränderung, antinukleäre Antikörper, antizytoplasmatische Antikörper, Antikörper gegen Organe oder Blutzellen.

Erythropoetische Protoporphyrie (EPP)

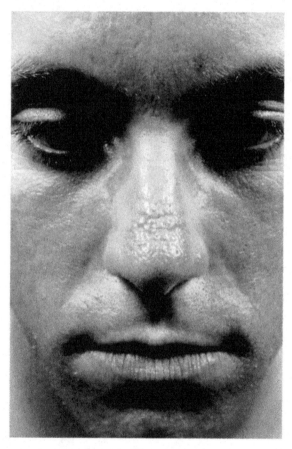

Abb. 13. Erythropoetische Protoporphyrie

■ **Synonyme.** Protoporphyria erythropoetica, erythrohepatische Protoprophyrie, erythropoietic protoporphyria

■ **Definition.** Bei der EPP handelt es sich um eine Erkrankung, der ein Defekt der Ferrochelatase zugrunde liegt [93]. Neueren Untersuchungen zur Folge gibt es auch eine zweite autosomal rezessive Form.

■ **Häufigkeit.** Die EPP ist eine seltene Erkrankung.

■ **Ätiologie.** Der Erbgang der EPP wird als autosomal dominant mit variabler Penetranz beschrieben, jedoch wird auch eine zweite Form mit rezessivem Erbgang in der Literatur erwähnt [107, 116].

Das Enzym Ferrochelatase katalysiert die Biosynthese des Häm aus Protoporphyrin und Eisen. Aus dem Defekt der Ferrochelatase resultiert ein Überschuß von Protoporphyrin. Der Porphyringehalt der Erythrozyten ist deshalb hauptsächlich durch Protoporphyrine extrem erhöht [41].

■ **Klinik.** Als erstes Symptom einer EPP tritt meist eine erhöhte Photosensitivität in frühster Kindheit auf. Es kommt zu akuten phototoxischen Reaktionen oder zu urtikariellen Erythemen in lichtexponierten Arealen, die häufig mit brennenden oder stechenden Sensationen einhergehen. Eine Spätmanifestation im Jugendalter ist eher die Ausnahme [42].

Gelegentlich entsteht eine ausgedehnte Purpura nach 24 Stunden. Im Laufe des Lebens kann sich eine „Apfelsinenhaut" sowie eine lichenoide oder hyalinoseartige Verdikkung in den lichtexponierten Hautarealen ausbilden. Dies betrifft insbesondere Handrücken, Nase und Wangen.

■ **Verlauf.** Durch eine vermehrte Ablagerung von Protoporphyrin kommt es bei ca. 10% der Patienten zu einer Leberzirrhose mit akutem Leberversagen [133].

■ **Aktionsspektrum.** Als Aktionsspektrum der EPP wird das langwellige UV-A bzw. das sichtbare Licht im Bereich von 400 bis 600 nm angegeben. Ein erstes Maximum befindet sich im Bereich der Soret-Bande (406–410 nm) und ein zweites Maximum bei ca. 600 nm [92, 94, 111].

■ **Histologie.** Histologisch zeigt sich eine Elastose und perivaskulär eine massive Ablagerung von PAS-positivem Material [21]. Wick et al. [135] konnten durch immunfluoreszenzmikroskopische Untersuchungen zeigen, daß es sich bei den Ablagerungen hauptsächlich um Laminin handelt.

■ **Differentialdiagnose.** Lichturtikaria, phototoxische Reaktionen.

■ **Kenndaten.** Folgende *anamnestische Angaben* sind Kenndaten der EPP:

◌ Obligatorisch
  – Stechender Juckreiz
  – Brennen der Haut

◌ Fakultativ
  – Erythem
  – Urtikarielle Reaktion
  – Apfelsinenschalenartiges Aussehen der Haut
  – Petechien
  – Lokalisation der Hautveränderungen im Gesicht
  – Die Hautveränderungen treten nur innerhalb der Kindheit auf.

Folgende *klinische Befunde* sind Kenndaten der EPP:

◌ Obligatorisch
  – Stechender Juckreiz
  – Brennen der Haut

◌ Fakultativ
  – Erythem
  – Urtikarielle Reaktion
  – Apfelsinenschalenartiges Aussehen der Haut
  – Petechien

Folgende *Lichttreppen-Befunde* sind Kenndaten der EPP:

◌ Obligatorisch
  – Stechender Juckreiz
  – Brennen der Haut

◌ Fakultativ
  – Erythem
  – Petechien
  – Die Hautveränderungen werden ausschließlich durch UV-A-Strahlung provoziert.
  – Die Hautveränderungen werden ausschließlich durch UV-B-Strahlung provoziert.
  – Die Hautveränderungen werden durch UV-A- und UV-B-Strahlung provoziert.

Folgende *Photoprovokations-Befunde* sind Kenndaten der EPP:

◌ Obligatorisch
  – Stechender Juckreiz
  – Brennen der Haut

◌ Fakultativ
  – Erythem
  – Petechien
  – Die Hautveränderungen werden ausschließlich durch UV-A-Strahlung provoziert.
  – Die Hautveränderungen werden ausschließlich durch UV-B-Strahlung provoziert.
  – Die Hautveränderungen werden durch UV-A- und UV-B-Strahlung provoziert.

■ **Histologischer Befund.** Der histologische Befund muß mit der EPP vereinbar sein.

■ **Laborbefund.** Stark erhöhter Protoporphyringehalt der Erythrozyten (5–100fach).

Photodiagnostische Testverfahren

Die Lichttreppe

Einleitung

Ist auf Grund des klinischen Befundes oder der Anamnese der Einsatz photodiagnostischer Testverfahren erforderlich, so sollte grundsätzlich zuerst eine sogenannte „Lichttreppe" durchgeführt werden.

Die Lichttreppe ist ein Verfahren zur Testung der Sensitivität der Haut gegenüber elektromagnetischer Strahlung aus dem UV-A- und UV-B-Bereich und manchmal auch aus dem Bereich des sichtbaren Lichtes, z. B. bei Verdacht auf eine Lichturtikaria. Grundsätzlich käme auch der UV-C-Bereich in Betracht. Da aber diese Strahlenqualität den Erdboden in unseren Breitengraden nicht erreicht, kann darauf verzichtet werden.

Bei der Lichttreppe wird in einer Folge von ansteigenden Dosen der gewünschte Strahlungsbereich auf die Haut appliziert. Dazu eignen sich am besten Hautareale, die normalerweise nicht ständig dem Sonnenlicht ausgesetzt sind, z. B. die Sakralregion

(Abb. 14). Von den ansteigenden Strahlungsdosen leitet sich der Name Lichttreppe ab, da die Strahlungsdosen „stufenweise" wie bei einer Treppe ansteigen. Der Hauptparameter dieses Testverfahrens ist die minimale Erythemdosis (MED). Die MED wurde von Wucherpfennig 1931 folgendermaßen definiert [140]: „Die Erythemschwelle des Ultraviolett ist die schwächste, aber noch scharf gegen die nicht bestrahlte Umgebung begrenzte Hautrötung, die 7 bzw. 24 Stunden nach der Testbestrahlung abzulesen ist." Zur Dosissteigerung bevorzugte Wucherpfennig eine exponentielle Progression, die er damit begründete, daß viele biologische Reaktionen exponentiellen Steigerungen folgen [141]. Andere Autoren wiesen nach, daß sich auch lineare Dosissteigerungen gut für die Lichttreppe eignen [128]. Den hier nachfolgend beschriebenen Testverfahren liegt eine lineare Progression zugrunde [87, 90]. Je-

Tabelle 1. Tabelle der Hauttypen nach Fitzpatrick

Hauttyp	Sonnenbrand	Bräunung
I	Immer	Nie
II	Immer	Selten
III	Selten	Immer
IV	Nie	Immer
V	Mäßig pigmentierte Ethnien	
VI	Stark pigmentierte Ethnien	

Tabelle 2. Durchführungsschema der Lichttreppe

UV-A:	10	20	30	40	60	80 J/cm²
UV-B (Hauttyp I+II):	25	50	75	100	125	150 mJ/cm²
UV-B (Hauttyp III+IV):	75	100	125	150	175	200 mJ/cm²

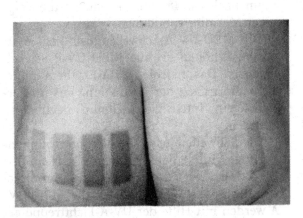

Abb. 14. Lichttreppe

doch sollte unabhängig von der Art der Dosissteigerung der Intensitätsbereich der Bestrahlungsdosis an dem jeweiligen Hauttyp des Patienten (Tabelle 1) orientiert werden.

Unabhängig von der Art der Dosissteigerung wird der Bereich der Bestrahlungsdosen an dem jeweiligen Hauttyp des Patienten (Tabelle 2) orientiert [27, 28].

Es gibt bis heute keinen einheitlichen Standard zur Durchführung der Lichttreppe. Es werden darüber hinaus für die UV-B-Lichttreppe unterschiedliche Strahlungsqualitäten, wie monochromatisches UV-B [121] und polychromatisches UV-B oder besonders im angloamerikanischen Raum eine Kombination aus UV-A-, UV-B-Bereich und sichtbarem Licht, sog. Sonnensimulatoren [3, 73], eingesetzt. Der Ablesezeitpunkt wird dagegen einheitlich gehandhabt; die Ablesung der MED erfolgt 24 Stunden nach der Bestrahlung.

UV-B-Lichttreppe

In der Praxis hat sich für die UV-B-Lichttreppe polychromatisches UV-B bewährt [87]. Sie wird mit einem Bestrahlungsgerät (Waldmann UV 800, Villingen-Schwenningen) durchgeführt, das mit Fluoreszenzstrahlern (Philips TL 20W/12) bestückt ist, die ein Spektrum von 285–350 nm (Maximum: 310–315 nm) emittieren. Das Emissionsspektrum liegt damit hauptsächlich im UV-B-Bereich, aber es wird auch ein kleiner Anteil UV-A emittiert.

Als Bestrahlungsort dient die Sakralregion oder bei vorgebräunten Patienten die Glutealregion. Sechs parallel angeordnete $1,5 \times 1,5$ cm große Bestrahlungsfelder werden je nach Hauttyp in linear aufsteigender Dosierung von 25 bis 200 mJ/cm^2 bestrahlt (Tabelle 2). Die Testreaktion wird sofort und nach 24 Stunden beurteilt. Das Erythem erscheint 6–24 Stunden nach Bestrahlung. Die mittlere MED-UV-B für polychromatisches UV-B liegt unter diesen Bedingungen bei 100 mJ/cm^2 mit einer Standardabweichung

von ± 25 mJ/cm^2 [87]. Bei anamnestischem Verdacht auf pathologische Reaktionen (z.B. bei Verdacht auf PLD, PA, PLR oder LE) sollte zusätzlich eine Spätablesung nach mehreren Tagen vorgenommen werden, da sich eventuell in den Testarealen typische Hautveränderungen ausbilden können. Diese können bereits die Diagnose ermöglichen oder zumindest richtungsweisend für weitere diagnostische Schritte sein.

UV-A-Lichttreppe

Für die UV-A-Lichttreppe hat sich polychromatische UV-A-Strahlung bewährt [87], da sich mit monochromatischer UV-A-Strahlung wirksame Testdosen nur mit großem Zeitaufwand applizieren lassen. Die Lichttreppe wird mit einem Bestrahlungsgerät (Mutzhas UVASUN 3000, München) durchgeführt, ein Metallhalogenidstrahler, der ein Spektrum von 340–460 nm ohne meßbaren UV-B-Anteil emittiert [102].

Mit der UV-A-Lichttreppe können neben der MED-UV-A zwei weitere Parameter bestimmt werden, die von Meirowsky 1909 beschrieben wurden [97]: die Sofortpigmentierung und die verzögerte Pigmentierung. Die Sofortpigmentierung ist wahrscheinlich auf eine Photooxidation von Vorstufen des Melanins zurückzuführen [7, 99]. Die verzögerte Pigmentierung tritt 15 bis 20 Stunden nach der Bestrahlung auf und erreicht ihr Maximum nach ca. 48 Stunden und ist die Folge einer Melaninneubildung.

Die MED-UV-A-Schwellendosis liegt 500–1000mal höher als die MED-UV-B-Schwellendosis. Das tiefrote UV-A-Erythem bildet sich sofort nach der Bestrahlung aus und erreicht ein Intensitätsmaximum nach 6–12 Stunden.

Die Schwellendosen für die Sofortpigmentierung (immediate pigment darkening = IPD), verzögerte Pigmentierung (minimal tanning dose = MTD) und für die MED-UV-A werden mit Hilfe der UV-A-Lichttreppe ermittelt. Die UV-A-Lichttreppe wird auch an nicht sonnenexponierter Haut, meist in der Sakralregion, durchgeführt. Die sechs in Reihe angeordneten 1,5×1,5 cm großen Testfelder werden unabhängig vom Hauttyp mit einer linearen Dosissteigerung von 10 bis 80 J/cm^2 UV-A bestrahlt (Tabelle 2).

Die Parameter werden sofort (IPD) und 24 Stunden nach Bestrahlung (MTD, MED-UV-A) abgelesen. Eine Ablesung im Zeitintervall 6–12 Stunden nach Bestrahlung wäre zur Bestimmung des Intensitätsmaximums des UV-A-Erythems sinnvoll, läßt sich in der Praxis leider nur selten durchführen. Eine Spätablesung nach mehreren Tagen ist auch hier zweckmäßig, wenn der Verdacht auf pathologische Reaktionen besteht (s. u.).

Diagnostischer Stellenwert der UV-B- und UV-A-Lichttreppe

Der Wert der MED-UV-B ist ein Maß für die Empfindlichkeit eines Patienten gegenüber der erytheminduzierenden Strahlung aus dem UV-B-Bereich. Dieser Wert entspricht allerdings nicht immer der nach der anamnestischen Ermittlung des Hauttyps zu erwartenden Sonnenbrandempfindlichkeit eines Patienten, da die MED-UV-B mit den einzelnen Hauttypen nur mäßig korreliert. Die Pigmentierungsfähigkeit der Haut läßt sich durch die IPD bzw. die MTD gut einschätzen. Abhängig vom Hauttyp [110] unterliegt auch die MED-UV-A starken Schwankungen (15–80 J/cm^2).

Allgemein verbindliche Normwerte für die Lichttreppen können hier nicht angegeben werden, da die Schwellendosen von den eingesetzten Strahlenquellen, der angewandten Dosimetrie, dem Testort sowie vom Hauttyp sehr stark abhängen. In unserer Hautklinik werden Werte unter 10 J/cm^2 UV-A und unter 25 mJ/cm^2 UV-B bei Hauttyp I und II und unter 75 mJ/cm^2 UV-B bei Hauttyp III und IV als pathologisch erniedrigt klassifiziert.

Vor entsprechenden Photoprovokationen (s. u.) können pathologische Reaktionen in der Lichttreppe schon erste Hinweise auf eine bestimmte Photodermatose geben. So zeigt die persistierende Lichtreaktion (PLR) eine herabgesetzte MED-UV-B und manchmal auch eine verminderte MED-UV-A. Innerhalb weniger Tage bilden sich häufig ekzematöse Hautreaktionen in den Testarealen aus.

Bei photoallergischen oder phototoxischen Reaktionen kann sich eine Dermatitis innerhalb von 24–48 Stunden in den Testfeldern entwickeln, wenn sich eine ausreichende Menge des auslösenden Photosensibilisators in der mit UV-A oder UV-B bestrahlten Haut befindet.

Liegt das Aktionsspektrum z. B. der Lichturtikaria im Emissionsspektrum der Bestrahlungseinheit, können innerhalb von Minuten umschriebene Quaddeln in den Bestrahlungfeldern entstehen und damit auf das Vorliegen einer Lichturtikaria hinweisen.

Ein stechendes Brennen, das oft mit einem Soforterythem innerhalb der UV-A-Lichttreppe einhergeht, legt den Verdacht auf eine erythropoetische Protoporphyrie nahe.

Sowohl in der UV-A- als auch in der UV-B-Lichttreppe werden gelegentlich nach mehreren Tagen Hautläsionen beobachtet, die für einen Lupus erythematodes typisch sind.

Die Photoprovokationstestungen

Einleitung

Während Anamnese, klinisches Bild und Histopathologie bei Photodermatosen und lichtprovozierbaren Hauterkrankungen im dermatologischen Schrifttum gut dokumentiert sind, mangelt es bis heute an einheitlichen und allgemein akzeptierten Regeln für ihre Reproduktion mittels Photoprovokationstestungen. Da bei Lichtdermatosen Labortests kaum Bedeutung haben, gewinnen Photoprovokationstestverfahren für die Diagnostik eine besondere Bedeutung.

Im Anschluß an die Lichttreppen können bei Verdacht auf eine Photodermatose gezielt UV-Photoprovokationen zum Einsatz kommen, um die Verdachtsdiagnose zu bestätigen. Derartige Provokationstestungen werden mit polychromatischem UV-A bzw. UV-B durchgeführt. Hierbei ist es sehr wichtig, möglichst große Testareale (5×8 cm) zu bestrahlen, da häufig nur wenige disseminiert stehende Effloreszenzen (z. B. bei der polymorphen Lichtdermatose) entstehen [87]. Bei zu kleinen Testfeldern würde die Rate der falschnegativen Befunde deutlich ansteigen.

Je nach vermuteter Photodermatose ist eine Einmal- oder eine Mehrfachprovokation indiziert. Hautareale, in denen schon genuine Hautveränderungen beobachtet wurden, eignen sich auch am besten zur Photoprovokation. Auch bei diesen Verfahren ist es leichter, positive Testergebnisse in vorher nicht lichtexponierten Arealen hervorzurufen. Deshalb erweist sich die Jahreszeit vor der ersten Sonnenexposition am geeignesten für Photoprovokationstestungen.

Die vorliegende Arbeit gibt anhand eigener Erfahrungen und unter Berücksichtigung der Hinweise in der Literatur Empfehlungen zur Durchführung derartiger photodiagnostischer Testverfahren.

Bei Auswertung der Testergebnisse einer großen Anzahl von Patienten mit Lichtdermatosen zeigte sich, daß die Bedeutung der Ergebnisse, der Lichttreppen mit UV-A- und UV-B-Strahlung für die Diagnostik von Lichtdermatosen als begrenzt einzuschätzen ist. Lediglich bei den chronischen aktinischen Dermatitiden (z. B. der persistierenden Lichtreaktion) konnten in einigen Fällen erniedrigte Schwellenwerte in den Lichttreppen gefunden werden. Die Patienten mit Photoallergie, polymorpher Lichtdermatose, Hydroa vacciniformia, Lichturtikaria, erythropoetischer Protoporphyrie und Lupus erythematodes zeigen gegenüber Kontrollpersonen keine signifikant unterschiedlichen Erythem- und Pigmentierungsschwellenwerte. Demgegenüber zeigte sich, daß bei geeigneter Methodik Photoprovokationstestungen in der Diagnostik von Photodermatosen einen hohen Stellenwert erlangen können. Insbesondere die Photoallergie, die chronisch aktinischen Dermatitiden, die polymorphe Lichtdermatose, die Lichturtikaria und der Lupus erythematodes lassen sich durch Photoprovokationstestungen im Labor reproduzieren und somit diagnostisch sichern [31, 34]. Weiterhin konnte auch das Aktionsspektrum der verschiedenen Dermatosen ermittelt werden. Dies ist nicht nur von wissenschaftlichem Interesse, sondern hat auch eine praktische Bedeutung für die Betreuung der Patienten, z. B. bei der Auswahl geeigneter Lichtschutzfilter.

Prinzipiell lassen sich zwei Testverfahren unterscheiden, die Einmal- und Mehrfachphotoprovaktion:

Einmalphotoprovokation (EP)

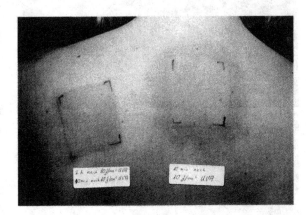

Abb. 15. Einmalphotoprovokation UV-A einer Lichturtikaria

Die Einmalphotoprovokation (EP) dient der Provokation von Lichtdermatosen, die schon durch kurzfristige Sonnenlichtexposition ausgelöst werden können, wie z. B. die Lichturtikaria (Tabelle 3), die aktinische Prurigo (Tabelle 4), die erythropoetische Protoporphyrie (Tabelle 5) oder die aktinischen Dermatitiden (Tabelle 6). Die EP-UV-A wird mit drei parallel angeordneten Bestrahlungsfeldern durchgeführt, die mit am Hauttyp des Patienten orientierten UV-A-Dosen bestrahlt werden. Im Prinzip werden für die Hauttypen I und II jeweils 10, 30 und 60 J/cm^2 UV-A und für die Hauttypen III und IV jeweils 30, 60 und 100 J/cm^2 UV-A pro Bestrahlungsfeld appliziert [5].

Für die EP-UV-B wird prinzipiell nur ein Bestrahlungsfeld benötigt, das mit der 1,5fachen Dosis der (vorher mittels der Lichttreppe UV-B ermittelten) MED-UV-B des Patienten bestrahlt wird.

Für beide Verfahren sollte die Ablesung sofort, nach 10 Minuten und an bis zu drei aufeinanderfolgenden Tagen nach der Bestrahlung vorgenommen werden.

Tabelle 3. Testprotokoll zur Photoprovokation der Lichturtikaria

Provokationsart	Einmalprovokation UV-A/UV-B sichtbares Licht
Testort	Nicht sonnenlichtexponierte Hautareale
Testareal	Kleine Testfelder (1×1 cm)
Strahlenquelle	– Monochromator Dermolum Hi, (Müller Elektronik) – Metallhalogenidstrahler UVASUN 3000 (Mutzhas) – Fluoreszenzstrahler UV-800, (Philips TL 20 W/12, Waldmann) – Leitz-Diaprojektor (mit Kantenfilter GG 420, GG 475, OG 530, OG 570)
Dosis	Meist niedrig, muß häufig individuell angepaßt werden
Ablesung	Sofort bis 1 h nach Bestrahlung

Tabelle 4. Testprotokoll zur Photoprovokation der aktinischen Prurigo

Provokationsart	Einmalprovokation UV-A/UV-B
Testort	Nicht sonnenlichtexponierte Hautareale
Testareal	Große Testfelder (5×8 cm)
Strahlenquelle	– Metallhalogenidstrahler UVASUN 3000 (Mutzhas), – Fluoreszenzstrahler UV-800 (Philips TL 20 W/12, Waldmann),
Dosis	Meist niedrig, muß häufig individuell angepaßt werden
Ablesung	Sofort bis 72 h nach Bestrahlung

Tabelle 5. Testprotokoll zur Photoprovokation der erythropoetischen Protoporphyrie

Provokationsart	Einmalprovokation UV-A/sichtbares Licht
Testort	Nicht sonnenlichtexponierte Haut
Testareal	Große Testfelder (5×8 cm)
Strahlenquelle	UVASUN 3000 (Mutzhas) – Monochromator Dermolum Hi (Müller Elektronik)
Dosis	– 100 J/cm^2 UV-A oder bis zur Induktion subjektiver Symptome, – 15 J/cm^2 mit Wellenlängen zwischen 380–800 nm
Ablesung	Sofort bis 24 h nach Bestrahlung

Tabelle 6. Testprotokoll zur Photoprovokation von chronisch aktinischen Dermatitiden

Provokationsart	Einmalprovokation UV-A/UV-B/sichtbares Licht
Testort	Erscheinungsfreie, nicht sonnenlichtexponierte Haut
Testareal	Große Testfelder (5×8 cm)
Strahlenquelle	– Metallhalogenidstrahler UVASUN 3000 (Mutzhas)
	– Fluoreszenzstrahler UV-800 (Philips TL 20 W/12, Waldmann)
	– Leitz-Diaprojektor (mit Kantenfilter GG 420, Schott)
Dosis	– 1, 10, 30 J/cm^2 UV-A
	– 1/2, 1 und 1,5fache MED-UV-B
	– 30 J/cm^2 sichtbares Licht
Ablesung	24 bis 72 h nach Bestrahlung
Zusätzlich	Photopatch-Test, Epikutantest

Tabelle 7. Testprotokoll zur Photoprovokation der polymorphen Lichtdermatose

Provokationsart	Mehrfachprovokation UV-A/UV-B
Testort	Prädilektionsstellen
Testareal	Große Testfelder (5×8 cm)
Strahlenquelle	– Metallhalogenidstrahler UVASUN 3000 (Mutzhas),
	– Fluoreszenzstrahler UV-800 (Philips TL 20 W/12, Waldmann)
Dosis	– 3×60–100 J/cm^2 UV-A,
	– 3×1,5fache MED-UV-B
Ablesung	24 bis 96 h nach Bestrahlung

Tabelle 8. Testprotokoll zur Photoprovokation der Hydroa vacciniformia

Verfahren	Mehrfachprovokation UV-A
Testort	nicht sonnenlichtexponierte Haut
Testareal	Große Testfelder (5×8 cm)
Strahlenquelle	Metallhalogenidstrahler UVASUN 3000 (Mutzhas)
Dosis	3×60–100 J/cm^2 UV-A
Ablesung	24–96 h nach Bestrahlung

Mehrfachphotoprovokation

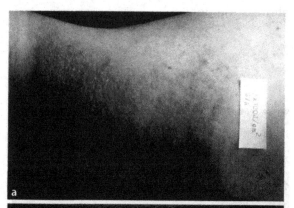

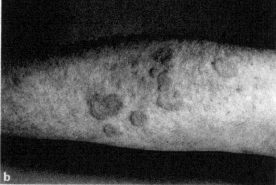

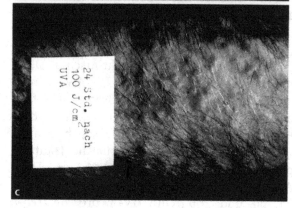

Abb. 16. a Mehrfachphotoprovokation UV-A (PLD) vom papulösen Typ. **b** Mehrfachphotoprovokation UV-A (PLD) vom Plaque-Typ. **c** Mehrfachphotoprovokation UV-A (PLD) vom papulovesikulösen Typ

Tabelle 9. Testprotokoll zur Photoprovokation des Lupus erythematodes

Provokationsart	Mehrfachphotoprovokation UV-A/UV-B
Testort	Oberer Rücken (Schulterpartien) oder Streckseiten der Arme
Testareal	Große Testfelder (5×8 cm)
Strahlenquelle	– Metallhalogenidstrahler UVASUN 3000 (Mutzhas) – Fluoreszenzstrahler UV-800 (Philips TL 20 W/12, Waldmann)
Dosis	– 3×60–100 J/ cm² UV-A – 3×1,5fache MED-UV-B
Ablesung	24, 48, 72 h nach Bestrahlung, Beobachtung bis zu 3 Wochen nach der letzten Bestrahlung

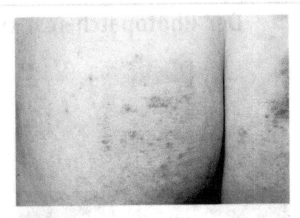

Abb. 18. Einmalphotoprovokation UV-A

phe Lichtdermatose (Tabelle 7) Hydroa vacciniformia (Tabelle 8) und der Lupus erythematodes (Tabelle 9).

Die Mehrfachphotoprovokationen für UV-A und UV-B werden normalerweise an drei aufeinanderfolgenden Tagen durchgeführt. Die Bestrahlungsdosis bei der MP-UV-A orientiert sich am Haupttyp. Bei Hauttyp I und II wird eine UV-A-Dosis von 60 J/cm² und bei Hauttyp III und IV eine UV-A-Dosis von 100 J/cm² jeweils einmal täglich appliziert. Bei der MP-UV-B wird die 1,5fache MED-UV-B des Patienten (s.o.) als Bestrahlungsdosis einmal täglich appliziert.

Sowohl bei der MP-UV-A als auch bei der MP-UV-B erfolgt die Ablesung zunächst täglich vor und nach der Bestrahlung und nach den vier Bestrahlungstagen einmal wöchentlich für einen Zeitraum von bis zu drei Wochen.

In der Praxis hat sich gezeigt, daß diese Testverfahren zu besseren Testergebnisse führten, wenn sie für die jeweilige zu provozierende Photodermatose speziell modifiziert werden. Deshalb geben die Tabellen 3–9 die jeweils modifizierte bzw. optimierte Vorgehensweise speziell zur Photoprovokation einer bestimmten Photodermatose wieder.

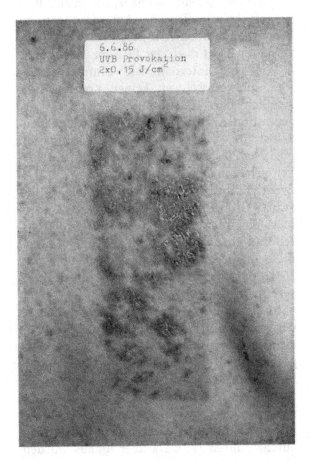

Abb. 17. Mehrfachphotoprovokation UV-B

Die Mehrfachphotoprovokation (MP) dient der Provokation von Photodermatosen, die durch die EP nicht oder nur selten provoziert werden können, wie z.B. die polymor-

Der Photopatch-Test (PPT)

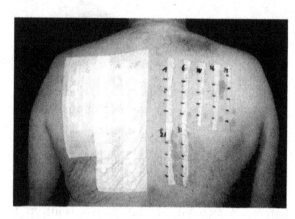

Abb. 19. Photopatch-Test

Einleitung

Bei Photodermatosen, die durch photosensibilisierende Substanzen verursacht werden, ist die Reproduktion der Hautveränderungen durch EP oder MP alleine nicht möglich, da zur Provokation noch der auslösende Photosensibilisator benötigt wird [138]. Die wichtigsten Photosensibilisatoren sind in Tabelle 10 zusammengefaßt.

Tabelle 10. Die wichtigsten Photoallergene

Nicht steroidale Antiphlogistika:
Tiaprofensäure, Carprofen

Phenothiazide:
Chlorpromazin, Promethazin

Desinfektionsmittel:
Fenticlor, Tetrachlorosalicylanilid

UV-Filter:
Hydroxy-4-methoxybenzophenon
4-Isopropyl-dibenzoylmethan
p-Methoxy-isoamyl-cinnamat

Oft ist der auslösende Photosensibilisator unbekannt und muß erst identifiziert werden, da eine kausale Therapie nur über die Elimination des verursachenden Agens möglich ist. Das ist eine Aufgabe, die in der Praxis oft kriminalistische Anforderungen an den behandelnden Arzt stellt. Als Screeningverfahren steht dazu der PPT zur Verfügung.

Wie eine internationale Umfrage ergab [56], gibt es weltweit keinen Konsens hinsichtlich der Testsubstanzen, der Testkonzentrationen und der Strahlungsquellen. Selbst die Ablesung und die Klassifikation positiver Testergebnisse wird nicht einheitlich gehandhabt.

Die Scandinavian Photodermatology Research Group (SPDRG) versuchte 1982 erstmals, einen Standard für den PPT zu definieren und anzuwenden. Die vorläufigen Ergebnisse dieser Arbeitsgruppe erschienen 1984 [134], der abschließende Bericht wurde 1988 veröffentlicht [130].

Im Jahre 1984 gründete sich auf Initiative der Hautklinik der Heinrich-Heine-Universität Düsseldorf die deutschsprachige Arbeitsgemeinschaft Photopatch-Test (DAPT). In ihr schlossen sich 45 Kliniken aus der Schweiz, Österreich und Deutschland zusammen, um den Photopatch-Test neu zu definieren und nach einheitlichen Prinzipien durchzuführen [85]. Darüber hinaus wurden die Testergebnisse im Rahmen einer multizentrischen Studie wissenschaftlich ausgewertet und die Ergebnisse 1991 publiziert [55]. Aus der Literatur wurden relevante Photosensibilisatoren ausgewählt und in den Testblock aufgenommen. Der erste Testblock setzte sich aus antimikrobiellen Substanzen

Tabelle 11. Testsubstanzen des Photopatch-Test

1.	Tetrachlorsalicylanilid	0,1%
2.	5-Brom-4′-chlorsalicylanilid	1,0%
3.	Hexachlorophen	1,0%
4.	Bithionol	1,0%
5.	Sulfanilamid	5,0%
6.	Promethazinhydrochlorid	0,1%
7.	Chinidinsulfat	1,0%
8.	Ambrette Moschus	5,0%
9.	Duftstoff-Mix	8,0%
10.	4-Aminobenzoesäure	10,0%
11.	2-Ethylhexyl-4-dimethyl-aminobenzoat	10,0%
12.	1-(4-Isopropylphenyl)-3-phenyl-1,3-propandion	10,0%
13.	4-tert-Butyl-4′-methoxy-dibenzoylmethan	10,0%
14.	Isoamyl-4-methoxycinnamat	10,0%
15.	2-Ethylhexyl-4-methoxycinnamat	10,0%
16.	3-(4-Methylbenzyliden)campher	10,0%
17.	2-Phenyl-5-benzimidazolsulfonsäure	10,0%
18.	Oxybenzon	10,0%
19.	Sulisobenzon	10,0%

Als Grundlage dient weiße Vaseline

Tabelle 12. Klassifikation von Photopatch-Test-Reaktionen

Phototoxische Reaktion:
  Erythem und Infiltrat sofort oder verzögert als Decrescendoreaktion

Photoallergische Reaktion:
  Erythem und Infiltrat,
  Papulovesikeln, Blasen oder Erosionen verzögert als Crescendoreaktion

(z. B. halogenierte Salizylanilide), Phenothiazinen, Sulfanilamid, nichtsteroidalen Antiphlogistika, UV-Filtersubstanzen, synthetischen Duftstoffen, Antihypertensiva, Antiarrhythmika [122] und Süßstoffen zusammen. Zusätzlich zu den Standardsubstanzen können bei Bedarf [4] weitere Substanzen (Externa, systemische Medikamente) in den PPT integriert werden.

Durch diese Studie konnten erstmals epidemiologische Angaben zur Relevanz von Photosensibilisatoren im mitteleuropäischen Raum gemacht werden. Des weiteren führten die Ergebnisse zu einer erneuten Modifikation des Testblocks, da sich eine Reihe von Substanzen als klinisch nicht relevant erwiesen haben (z. B. Kompositen-Mix) und einige sich als ungeeignet für die topische Testung herausstellten (z. B. Furosemid). Systemisch wirkende Photosensibilisatoren wie Furosemid können topisch appliziert zu falsch negativen Ergebnissen führen, da für ihre photosensibilisierende Wirkung nicht die Substanz selbst, sondern Metabolite verantwortlich sind. Im Austausch konnte der Testblock um eine Reihe von Lichtfiltersubstanzen ergänzt werden (Tabelle 11), weil die bereits im Test integrierten UV-Filtersubstanzen (z. B. Benzophenon) ein unerwartet großes photosensibilisierendes Potential zeigten [55].

Mit dem PPT der DAPT steht heute ein modernes, standardisiertes Photoprovokationsverfahren zur Identifizierung von Photosensibilisatoren zur Verfügung. In Tabelle 11 sind die derzeit in den Standardblock des PPT aufgenommen Testsubstanzen aufgelistet (Stand April 2000).

Technik des Photopatch-Testes

Die Testsubstanzen (Tabelle 11) werden unter standardisierten Bedingungen analog der herkömmlichen Epikutantestung, allerdings zweifach, auf die Haut appliziert (s. Abb. 19). Um das Phänomen eines maskierten PPT [26] zu vermeiden, sind absolut lichtundurchlässige Aluminium-Kammern (Finn-Chambers Scanpor® , Hermal-Chemie, Reinbek) notwendig, da anderenfalls ungenügt geschützte Kontrolltestareale eine kontaktallergische Dermatitis vortäuschen würden und dadurch eine eventuelle photoallergische Dermatitis „maskiert" würde.

Normalerweise dient der Rücken des Patienten als Testort. Nach 24 Stunden wird ein Testblock entfernt und die Haut sorgfältig von Substanzresten befreit. Anschließend wird dieses Areal mit 10 J/cm^2 UV-A bestrahlt (Strahlungsquelle: UV 800 Waldmann, Schwenningen, bestückt mit Philips TL K 40W/09 Fluoreszenzstrahler). Bei pa-

Tabelle 13. Photopatch-Test

- Applikation der Testsubstanzen mit kleinen Finn-Chambers 24 Stunden okklusive am Rücken
- Bestrahlung mit 10 J/cm^2 UV-A (320–400 nm)
- Ablesung sofort sowie nach 24, 48 und 72 Stunden
- Kontrollen: – unbestrahlter Patch-Test
             – bestrahlte Hautareale ohne Patch-Test

thologisch erniedrigter UV-A-Sensibilität (z.B. bei PLR-Patienten) kann die UV-A-Dosis auch individuell der MED-UV-A entsprechend gesenkt werden.

Die Ablesung der Testreaktionen im belichteten Testareal erfolgt sofort (d.h. 24 Stunden nach Applikation der Testsubstanzen), 24, 48 und 72 Stunden nach der Bestrahlung. Dabei dient die bestrahlte, aber nicht mit Testsubstanzen kontaminierte, Haut zum Ausschluß allein durch UV-A bedingter Reaktionen. Nach 48 Stunden wird auch der unbelichtete zweite Testblock entfernt und die Haut sorgfältig gereinigt. Die Ablesung erfolgt hier sofort (d.h. 48 Stunden nach Applikation der Testsubstanzen), 24, 48 und 72 Stunden nach Entfernung der Substanzen. Diese Kontrolltestung dient zum Ausschluß von kontaktallergischen Reaktionen auf die Testsubstanzen (Tabelle 13).

Interpretation der Testergebnisse

Positive Testreaktionen werden entsprechend der in Tabelle 12 aufgeführten Klassifikation eingeordnet. Prinzipiell sind folgende Testergebnisse möglich:

Wenn sowohl die belichtete als auch die unbelichtete Testseite keine positiven Testreaktionen zeigt, liegt ein negatives Testergebnis vor. Induziert eine Testsubstanz eine positive Testreaktion auf der belichteten und in der unbelichteten Testseite und die nur bestrahlten Hautareale zeigen darüber hinaus keine positive Testreaktion, so liegt wahrscheinlich eine Kontaktreaktion vor. Zeigt eine Substanz ein positives Ergebnis nur in der belichteten, nicht aber in der unbelichte-

ten Seite, so handelt es sich wahrscheinlich um eine Photoreaktion. Zeigt das ganze bestrahlte Areal Hautveränderungen unabhängig von einer applizierten Substanz und die unbelichtete Seite keine Hautveränderungen, so kann die Bestrahlung mit UV-A alleine als Ursache angenommen werden, wie z.B. bei einer chronisch aktinischen Dermatitis (CAD).

Anhand der großen Zahl positiver Testreaktionen war es möglich, zu den bisher bekannten Reaktionsmustern, nämlich dem phototoxischen (decrescendoartigen) Reaktionsverlauf (Abb. 20) und dem photoallergischen (crescendoartigen) Reaktionsverlauf (Abb. 21), zwei neue Reaktionsmuster zu isolieren [103, 104].

Dabei handelt es sich um:

ein kombiniertes Reaktionsmuster (Abb. 22), das sich aus einem phototoxischen (decrescendoartigen) und einem photoallergischen (crescendoartigen) Anteil zusammensetzt.

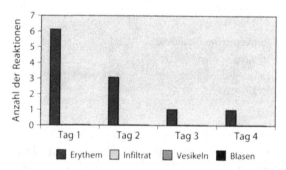

Abb. 20. Decrescendo (phototoxisches) Reaktionsmuster

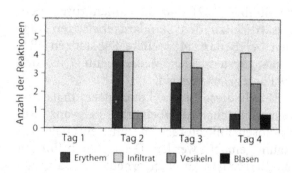

Abb. 21. Crescendo (photoallergisches) Reaktionsmuster

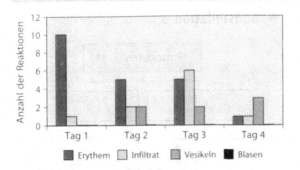

Abb. 22. Kombiniertes Reaktionsmuster

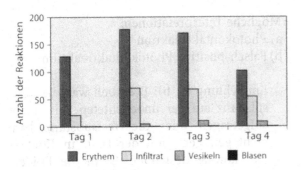

Abb. 23. Plateau-Reaktionsmuster

ein plateauartiges Reaktionsmuster (Abb. 23), das meist nur aus einem Erythem oder Infiltrat über den gesamten Beobachtungszeitraum besteht. Wahrscheinlich repräsentiert dieser Reaktionsverlauf eine extrem verzögerte phototoxische Reaktion.

Durch diese neuen Photoreaktionsmuster wurde es erstmals möglich, einen Großteil der bisher nicht einzuordnenden unklaren Photopatch-Testreaktionen zu klassifizieren.

Ein positiver PPT reicht in der Regel alleine jedoch grundsätzlich nicht zur Diagnosestellung aus. Erst wenn die betreffende Testsubstanz auch in der Anamnese des Patienten eine Rolle spielt, erlangt das Testergebnis Relevanz für die zu stellende Diagnose. Eine Ausnahme bilden bestimmte Subtypen der chronischen CAD, da in diesen Fällen auch anamnestisch nicht relevante positive PPT-Ergebnisse diagnostische Relevanz erlangen können [10].

Weiterhin ist es durchaus möglich, daß die zu testende Substanz während des Test-

zeitraumes das Stratum corneum nicht penetriert hat. Daraus könnte evtl. ein falsch negatives Photopatch-Testergebnis resultieren. Da in derartigen Fällen spezielle Photoprovokationverfahren den PPT sinnvoll ergänzen können, werden diese nachfolgend beschrieben.

Photoscratch- und Photoprick-Test

Photoscratch- und der Photoprick-Test sind im Prinzip modifizierte Varianten des PPT. Im Gegensatz zum PPT wird bei diesen Testverfahren das Stratum corneum z.B. mittels einer Lanzette zuerst perforiert und anschließend die Testsubstanz auf die perforierte Haut aufgetragen. Somit kann nun die Testsubstanz mit der Epidermis in Berührung kommen [10], ohne vorher das Stratum corneum erst penetrieren zu müssen.

Systemische Photoprovokation

Systemisch applizierbare Pharmazeutika verursachen häufig falsch negative PPT-Ergebnisse, weil erst ein bestimmter Metabolit evtl. das relevante Photoallergen darstellt, während die topisch aufgetragene Ausgangssubstanz keine positive PPT-Reaktion hervoruft bzw. hervorrufen kann. Hier kann die sogenannte systemische Photoprovokation (SPP) eine hilfreiche Ergänzung des PPT sein [83, 125]. Zu Beginn der SPP wird ein definiertes Hautareal (z.B. auf dem Rücken) als Kontrollfeld mit 10 J/cm^2 UV-A bestrahlt. Anschließend wird das entsprechende Medikament systemisch appliziert und zum Zeitpunkt der höchsten Plasmakonzentration wird dann ein weiteres Hautareal mit 10 J/cm^2 UV-A bestrahlt.

■ Konstellation 1

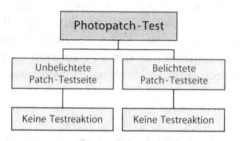

Abb. 24. Interpretation von PPT-Reaktionen

Mögliche Interpretationen:
a) Es liegt keine Photoallergie vor.
b) Das relevante Photoallergen war im Testblock nicht enthalten.
c) Das relevante Photoallergen war zwar im Testblock enthalten, hat aber die Epidermis nicht penetriert.
d) Das eigentliche Photoallergen ist nicht die Testsubstanz, sondern ein Metabolit.

Empfehlung zu b): Eventuell weitere Substanzen zusätzlich in die Testung aufnehmen.

Empfehlung zu c): Im diesem Falle ist ein Photoscratch- oder Photoprick-Testung oder die Substitution des Vehikels möglicherweise hilfreich.

Empfehlung zu d): In diesem Falle wäre eine systemische Photoprovokation zu empfehlen.

■ Konstellation 2

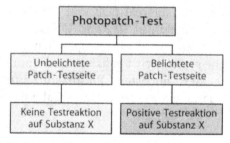

Abb. 25. Interpretation von PPT-Reaktionen

Mögliche Interpretationen:
a) irritativ-toxische Kontaktreaktion
b) allergische Kontaktreaktion
c) Photoaggravierte Kontaktreaktion.

■ Konstellation 3

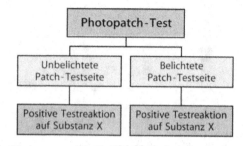

Abb. 26. Interpretation von PPT-Reaktionen

Mögliche Interpretationen:
a) Photokontaktreaktion
b) Falsch-positive Photokontaktreaktion.

Empfehlung zu b): Eventuell war die Testsubstanz auf der unbelichteten Seite nicht aufgetragen oder die Testsubstanz kam nicht genügend mit der Haut in Kontakt und konnte deshalb nicht in die Epidermis eindringen. Im Zweifelsfall sollte in derartigen Fälle eine Photopatch-Testung wiederholt werden.

■ Konstellation 4

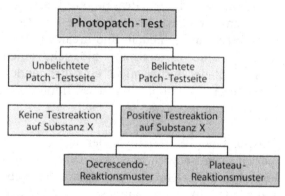

Abb. 27. Interpretation von PPT-Reaktionen

Mögliche Interpretationen:
a) Ein Decrescendo-Reaktionsmuster ist typisch für eine phototoxische Reaktion.
c) Ein Plateau-Reaktionsmuster ist wahrscheinlich vereinbar mit einer prolongierten phototoxischen Reaktion.

■ Konstellation 5

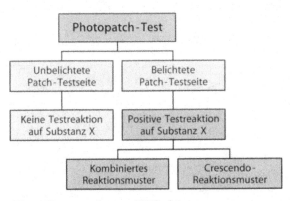

Abb. 28. Interpretation von PPT-Reaktionen

Mögliche Interpretationen:

a) Ein kombiniertes Reaktionsmuster ist typisch für eine initial phototoxische Reaktion in Kombination mit einer sich anschließenden photoallergischen Reaktion.

b) Ein Crescendo-Reaktionsmuster ist typisch für eine photoallergische Reaktion.

Cave: Nur bei gleichzeitiger anamnestischer Relevanz der Substanz X für den Patienten kann in Kombination mit diesen Reaktionsverläufen z. B. die Diagnose „Photoallergische Reaktion auf die Testsubstanz X" gestellt werden.

Literaturverzeichnis

1. Ackerman AB (1978) Histologic diagnosis of inflammatory skin diseases. Lea & Febiger, Philadelphia
2. Addo HA, Frain-Bell W (1984) Actinic Prurigo – a specific photodermatosis? Photodermatol 1:119–128
3. Agin PP, Desrochers DL, Sayre RM (1985) The relationship of immediate pigment darkening to minimal erythema dose, skin type, and eye color. Photodermatol 2:288–294
4. Anderson KE, Lindskov R (1984) Recall of UVB-induced erythema in breast cancer patients receiving multiple drug chemotherapy. Photodermatol 1:129–132
5. Baer RL, Harber LC (1965) Photobiology of lupus erythematosus. Arch Dermatol 92:124–128
6. Bauer L, Gräf W, Mueller LG (1985) Über die phototoxische Wirkung polyzyklischer Aromaten (PAK) auf menschliche Fibroblasten-Kulturen. Zbl Bakt Hyg, Abt Orig B 181:281–294
7. Beitner H (1988) Immediate pigment-darkening reaction. Photodermatol 5:96–100
8. Berg M (1989) Epidemiological studies of the influence of sunlight on the skin. Photodermatol 6: 80–84
9. Bickers DR, Demar LK, DeLeo V, Poh-Fitzpatrick MB, Aronberg JM, Harber LC (1978) Hydroa vacciniforme. Arch Dermatol 114:1193–1196
10. Bourrain JL, Paillet C, Wood W (1997) Diagnosis of photosensitivity to flupenthixol by photoprick testing Photodermatol Photoimmunol Photomed 14:159–161
11. Braun-Falco O, Plewig G, Wolff HH (1984) Dermatologie und Venerologie. 3. Aufl, Springer, Berlin Heidelberg New York
12. Burckhardt W (1941) Untersuchungen über die Wirksamkeit einiger Sulfonamide. Dermatologica 83:63–68
13. Burry JN (1968) Cross sensitivity between fentichlor and bithionol. Arch Dermatol 97:497–502
14. Burry JN (1970) Persistent light reactions from buclosamide. Arch Dermatol 101:95–97
15. Burry JN (1981) Persistent light reaction associated with sensitivity to musk ambrette. Contact Dermatitis 7:46–47
16. Calnan CA, Harman RRM, Wells GC (1961) Photodermatitis from soap. Br Med J 11:1266
17. Cazenave PLA (1851) Lupus érythémateaux (érythéme centrifuge). Ann Mal Peau Syph 31: 297–299
18. Clorius R, Jung EG (1975) Die polymorphe Lichtdermatose. Ergebnisbericht. Zbl Haut 133: 291–298
19. Diepgen TL, Häberle M, Fartasch M et al. (1988) Charakteristika der polymorphen Lichtdermatose – Ergebnisse einer prospektiven Befragung und Untersuchung 302 Betroffener. Z Hautk 64:279–282
20. Epstein JH (1980) Polymorphous light eruption. J Am Acad Dermatol 3:329–343
21. Epstein JH, Tuffanelli DL, Epstein WL (1973) Cutaneous changes in the porphyrias: a microscopic study. Arch Dermatol 107:689–698
22. Epstein JH, Vandenberg JJ, Wright WL (1963) Solar urticaria. Arch Dermatol 88:135–141
23. Epstein JH, Wuepper KD, Maibach HI (1968) Photocontact dermatitis to halogenated salicylanilides and related compounds. A clinical and histological review of 26 patients. Arch Dermatol 97:236–244
24. Epstein S (1939) Photoallergy and primary photosensitivity to sulfanilamide. J Invest Dermatol 2:43–51
25. Epstein S (1960) Allergic photocontact dermatitis from promethazine (phenergan). Arch Dermatol 81:175–180
26. Epstein S (1963) "Masked" photopatch test. J Invest Dermatol 41:369–370
27. Fitzpatrick TB (1975) Soleil et peau. J Med Esthet 2:33–34
28. Fitzpatrick TB (1988) The validity and practicability of sun-reactive skin types I through VI. Arch Dermatol 124:869–871
29. Frain-Bell W (1986) Cutaneous photobiology. Oxford University Press, Oxford
30. Frain-Bell W, Lakshmipathi T, Rogers J, Willock J (1974) The syndrome of chronic photosensitivity dermatitis and actinic reticuloid. Br J Dermatol 91:617–634

31. Frain-Bell W, Mackenzie LA, Witham E (1969) Chronic polymorphic light eruption (a study of 25 cases). Br J Dermatol 81:885–896

32. Freeman RG, Knox JM (1968) The action spectrum of photocontact dermatitis. Arch Dermatol 97:130–136

33. Freund H (1929) Inwiefern ist der Lupus erythematodes von allgemeinen Faktoren abhängig? Dermatol Wochenschr 89:1939–1946

34. Fuhs H (1929) Lupus erythematosus subacutus mit ausgesprochener Überempfindlichkeit gegen Quarzlicht. Zbl Haut 30:308–309

35. Galosi A, Hölzle E, Plewig G, Braun-Falco O (1982) PUVA-Therapie bei persistierender Lichtreaktion. Hautarzt 33:657–661

36. Galosi A, Plewig G, Ring J, Meurer M, Schmöckel C, Schurig V, Dorn M (1985) Experimentelle Auslösung von Hauterscheinungen bei Hydroa vacciniformia. Hautarzt 36:566–572

37. Gilliam JN, Sontheimer RD (1981) Skin manifestations of SLE. Clin Rheum Dis 8:207–218

38. Gilliam JN, Sontheimer RD (1981) Distinctive cutaneous subsets in the spectrum of lupus erythematosus. J Am Acad Dermatol 4:471–475

39. Gilliam JN, Sontheimer RD (1982) Subacute cutaneous lupus erythematosus. Clin Rheum Dis 8:343–352

40. Gilliam JN, Sontheimer RD (1983) Clinically and immunologically defined subsets of lupus erythematosus. Dermatol Clin 2:147–165

41. Goerz G, Neumann N, Scharffetter-Kochanek K (1993) Porphyrien. In: Macher E, Kolde G, Bröcker EB (Hrsg) Jahrbuch der Dermatologie 1992/93. Biermann, Zülpich, S 155–178

42. Goerz G, Scharffetter K (1989) Die Porphyrienkrankheiten des Menschen. In: Graul EH, Pütter S, Loew D (Hrsg) Berichtsband der MEDICENALE XIX. Iserlohn, S 219–259

43. Gschnait F, Höningsmann H, Brenner W, Fritsch P, Wolff K (1978) Induction of UV light tolerance by PUVA in patients with polymorphous light eruption. Br J Dermatol 99:293–295

44. Halasz CLG, Leach EE, Walther RR, Roh-Fitzpatrick MB (1983) Hydroa vacciniforme: induction of lesions with ultraviolet A. J Am Acad Dermatol 8:171–176

45. Harber LC, Bickers DR (1989) Photosensitivity diseases. Principles of diagnosis and treatment. 2nd ed, Decker, Toronto Philadelphia

46. Harber LC, Holloway RM, Wheatly VR, Baer RL (1963) Immunologic and biophysical studies in solar urticaria. J Invest Dermatol 41:439–443

47. Hasei K, Ichihaschi M (1982) Solar urticaria: determinations of action and inhibition spectra. Arch Dermatol 118:346–350

48. Haussmann W, Haxthausen H (1929) Die Lichterkrankungen der Haut. Strahlentherapie, Sonderbände Bd. 11. Urban & Schwarzenberg, Berlin

49. Hawk JLM, Magnus IA (1979) Chronic actinic dermatitis – an idiopathic photosensitivity syndrome including actinic reticuloid and photosensitive eczema. Br J Dermatol 101 [Suppl 17]:24

50. Haxthausen H (1933) Persistent hypersensitivity to light after intravenous injections of trypaflavine. Br J Dermatol 45:16–19

51. Hebra F (1845) Bericht über die Leistungen in der Dermatologie. In: Jahresbericht über die Fortschritte der gesamten Medizin in allen Ländern. Enke, Erlangen, S 226–227

52. Hölzle E (1993) Die polymorphe Lichtdermatose. In: Macher E, Kolde G, Bröcker EB (Hrsg) Jahrbuch der Dermatologie 1992/93. Biermann, Zülpich, S 143–154

53. Hölzle E, Lehmann P, Kries R von, Plewig G (1985) Polymorphous light eruption. A distinct entity with morphological variants. Scientific exhibit, 44th Annual Meeting. Am Acad Dermatol, Las Vegas

54. Hölzle E, Neumann N, Goerz G (1993) Photoallergie – Mechanismus und Diagnostik. In: Macher E, Kolde G, Bröcker EB (Hrsg) Jahrbuch der Dermatologie 1992/93. Biermann, Zülpich, S 135–142

55. Hölzle E, Neumann N, Hausen B, Przybilla B, Schauder S, Höningsmann H, Bircher A, Plewig G (1991) Photopatch testing: the 5-year experience of the German, Austrian, and Swiss Photopatch Test Group. J Am Acad Dermatol 25:59–68

56. Hölzle E, Plewig G, Hofmann C, Braun-Falco O (1985) Photopatch testing. Results of a survey on test procedures and experimental findings. Zbl Haut 151:361–366

57. Hölzle E, Plewig G, Hofmann C, Roser-Maaß E (1982) Polymorphous light eruption. Experimental reproduction of skin lesions. J Am Acad Dermatol 7:111–125

58. Hölzle E, Rohwold J, Plewig G (1992) Aktinische prurigo. Hautarzt 43:278–282

59. Hood AF, Elpern DJ, Morison WL (1986) Histopathologic findings in papulovesicular light eruption. J Cut Pathol 13:13–21

60. Horio T (1982) Actinic reticuloid via persistent light reaction from photoallergic contact dermatitis. Arch Dermatol 118:339–342

61. Hutchinson J (1879) Lectures on clinical surgery: on certain rare diseases of the skin, vol I. Churchill Livingston, London

62. Hutchinson J (1888) Harveian lectures on lupus. Br Med J 1:113–118

63. Ippen H (1980) Photodermatitis multiformis acuta. Dermatol Monatsschr 166:145–150

64. Ive FA, Magnus IA, Warin RP, Wilson Jones E (1969) "Actinic reticuloid": a chronic dermatosis associated with severe photosensitivity and the

histological resemblance to lymphoma. Br J Dermatol 81:469–485

65. Jadassohn J (1904) Lupus erythematodes. In: Mracek F (Hrsg) Handbuch der Hautkrankheiten, Bd 3. Hölder, Wien, S 298–424

66. Jansén CT (1979) Erythemal and pigmentary phototest reactions in polymorphic light eruptions. Acta Derm Venereol (Stockh) 59:499–503

67. Jansén CT, Karvonen J (1984) Polymorphous light eruption. A seven-year follow-up evaluation of 114 patients. Arch Dermatol 120:862–865

68. Jaschke E, Höningsmann H (1981) Hydroa vacciniforme – Aktionsspektrum. UV-Toleranz nach Photochemotherapie. Hautarzt 32:350–353

69. Jesionek A (1916) Richtlinien der modernen Lichtbehandlung. Strahlentherapie 7:41–65

70. Jillson OF, Baughman RD (1963) Contact photodermatitis from bithionol. Arch Dermatol 88:409–418

71. Jung EG (1991) Physikalische Dermatitis am Beispiel der UV-Dermatitis. Hautarzt 41:10–13

72. Jung EG, Schwarz K (1964) Photoallergisches Jadit-Ekzem. Dermatologica 129:401–404

73. Kaidbey KH, Messenger JF (1984) The clinical spectrum of the persistent light reactor. Arch Dermatol 120:1441–1448

74. Kaposi MK (1872) Neue Beiträge zur Kenntnis des Lupus erythematosus. Arch Derm Syph 4:36–78

75. Kind P, Lehmann P, Plewig G (1993) Phototesting in lupus erythematosus. J Invest Dermatol 100:53–57

76. Kochevar IE (1985) Action spectrum amd mechanisms of UV radiation-induced injury in lupus erythematosus. J Invest Dermatol 85:140–143

77. Kochevar IE, Harber LC (1977) Photoreactions of 3, 3′, 4′, 5-Tetrachlorsalicylanide with proteins. J Invest Dermatol 68:151–156

78. Köhn R, Schwanitz HJ (1993) Lichtschäden. In: Macher E, Kolde G, Bröcker EB (Hrsg) Jahrbuch der Dermatologie 1992/93. Biermann, Zülpich, S 77–80

79. Lamb JH, Shelmire B, Cooper Z, Morgan RJ, Keaty C (1950) Solar dermatitis. Arch Dermatol 62:1–27

80. Lane PR, Sheridan DP, Irvine J et al. (1990) HLA-typing in actinic prurigo. J Am Acad Dermatol 22:1019–1022

81. Leenutaphong V, Hölzle E, Plewig G (1989) Photogenesis and classification of solar urticaria: a new concept. J Am Acad Dermatol 21:237–240

82. Leenutaphong V, Hölzle E, Plewig G (1990) Solar urticaria: studies on mechanism of tolerance. Br J Dermatol 122:601–606

83. Lehmann P, Hölzle E, Plewig G (1988) Photoallergie auf Neotri mit Kreuzreaktion auf Tenere-

tic. Nachweis durch Systemische Photoprovokation. Hautarzt 39:38–41

84. Lehmann P (1989) Photodiagnostische Testverfahren. Experimentelle Untersuchungen zur UV-Gewöhnung der Haut, provokative Testverfahren bei Lichtdermatosen und im tierexperimentellen Modell. Habilitationsschrift, Düsseldorf

85. Lehmann P (1991) Die deutschsprachige Arbeitsgemeinschaft Photopatch-Test (DAPT). Hautarzt 41:295–297

86. Lehmann P, Hölzle E, Kind P, Goerz G, Plewig G (1990) Experimental reproduction of skin lesions in lupus erythematosus by UVA and UVB radiation. J Am Acad Dermatol 22:181–187

87. Lehmann P, Hölzle E, Kries R von, Plewig G (1986) Lichtdiagnostische Verfahren bei Patienten mit Verdacht auf Photodermatosen. Zbl Haut 152:667–682

88. Lehmann P, Hölzle E, Plewig G (1986) Persistierende Lichtreaktion: Therapie mit PUVA. Allergologie 9:19–23

89. Lehmann P, Hölzle E, Plewig G (1986) Vesikulobullöse Form der polymorphen Lichtdermatose. Allergologie 9:32–35

90. Lehmann P, Neumann N (1993) Photodiagnostische Testverfahren bei Patienten mit Verdacht auf Lichtdermatosen. In: Macher E, Kolde G, Bröcker EB (Hrsg) Jahrbuch der Dermatologie 1992/93. Biermann, Zülpich, S 81–100

91. Lindmaier A, Neumann R (1991) Der PLD-Patient. Hautarzt 42:430–433

92. Magnus IA (1964) Studies with a monochromator in the common idiopathic photodermatoses. Br J Dermatol 76:245–264

93. Magnus IA, Jarrett TAJ, Pankered C, Rimington (1961) Erythropoietic protoporphyria: a new porphyria syndrome with solar urticaria due to protophyrinemia. Lancet II:448–451

94. Mathews-Roth MM, Pathak MA, Fitzpatrick TB, Harber LC, Kass EM (1977) Beta-carotene therapy for erythropoietic protoporphyria and other photosensitive diseases. Arch Dermatol 113:1229–1232

95. McFadden N (1984) UV-A sensitivity and topical photoprotection in polymorphous light eruption. Photodermatol 1:76–78

96. Meigel W, Kuhlwein A, Wiskemann A (1981) Hydroa vacciniforme Bazin. Z Hautk 56:1447–1456

97. Meirowsky E (1909) Über Pigmentbildung in vom Körper lösgelöster Haut. Frankfurter Zeitschr Pathol 2:438–449

98. Merklen P (1904) Urticaire. In: Besnier E, Broqc L, Jaquet L (eds) La pratique dermatologique. Masson, Paris, pp 728–771

99. Miescher G, Minder H (1939) Untersuchungen über die durch langwelliges Ultraviolett hervorgerufene Pigmentdunkelung. Strahlentherapie 66:6–23

100. Milde P, Hölzle E, Neumann N, Lehmann P, Trautvetter U, Plewig G (1991) Chronische aktinische Dermatitis. Hautarzt 42:617–622

101. Morison WL, Stern RS (1982) Polymorphous light eruption: a common reaction uncommonly recognized. Acta Derm Venereol (Stockh) 62:237–240

102. Mutzhas MF, Hölzle E, Hofmann C, Plewig G (1981) A new apparatus with high radiation energy between 320–460 nm: physical description and dermatological applications. J Invest Dermatol 76:42–47

103. Neumann NJ, Hölzle E, Lehmann P, Benedikter S, Tapernoux B, Plewig G (1994) Pattern analysis of photopatch test reactions. Photodermatol Photoimmunol Photomed 10:65–73

104. Neumann NJ, Hölzle E, Plewig G, Schwarz T, Panizzon RG, Breit R, Ruzicka T, Lehmann P (2000) Photopatch testing: the 12-year experience of the German, Austrian, and Swiss Photopatch Test Group. J Am Acad Dermatol 42:183–192

105. Nobl G (1921) Lupus erythematodes mit starker Reizung durch Höhensonne. Arch Dermatol 133:98–99

106. Norris PG, Hawk JLM (1990) Polymorphic light eruption. Photodermatol 5:186–191

107. Norris PG, Nunn AVW, Hawk JLM, Cox TM (1990) Genetic heterogeneity in erythropoietic protoporphyria: a study of the enzymatic defect in nine affected families. J Invest Dermatol 95:260–263

108. Ortel B, Tanew A, Wolff K, Hönigsmann H (1986) Polymorphous light eruption: action spectrum and photoprotection. J Am Acad Dermatol 14:748–753

109. Osmundsen PE (1969) Contact photoallergy to tribromsalicylanilide. Br J Dermatol 81:429–434

110. Parrish JA, Anderson RR, Urbach F, Pitts D (1978) UV-A. Biological effects of ultraviolet radiation with emphasis on human responses to longwave ultraviolet. Plenum Press, New York

111. Plewig G, Hofmann C, Braun-Falco O, Nath G, Kreitmair A (1978) A new apparatus for the delivery of high intensity UV-A and UV-A + UV-B irradiation, and some dermatological applications. Br J Dermatol 98:15–24

112. Pusey WA (1915) Attacks of lupus erythematosus following exposure to sunlight or other weather factors. Arch Derm Syph 34:388

113. Ramsay CA (1979) Skin responses to ultraviolet radiation in contact photodermatitis due to fentichlor. J Invest Dermatol 72:99–102

114. Ramsay CA (1981) The enigma of chronic photosensitivity. Clin Exp Dermatol 6:665–671

115. Ramsay CA, Kobza-Black A (1973) Photosensitive eczema. Trans St John's Hosp Dermatol Soc 59:152–158

116. Reed WB, Wuepper KD, Epstein JH, Redeker A, Simonson RJ, McKusick VA (1970) Erythropoietic protoporphyria. A clinical and genetic study. JAMA 214:1060–1066

117. Reinauer S, Leenutaphong V, Behrendt H, Hölzle E (1993) Fixed solar urticaria. J Am Acad Dermatol 29:161–165

118. Ritter J-W (1938) Fragmente aus dem Nachlaß eines jungen Physikers. Insel, Leipzig

119. Ritter J-W (1968) Die Begründung der Elektrochemie und Entdeckung der ultravioletten Stahlen. Akademische Verlagsgesellschaft, Frankfurt am Main

120. Ros AM, Wennersten G (1986) Current aspects of polymorphous light eruptions in Sweden. Photodermatol 3:298–302

121. Roser-Maaß E, Hölzle E, Plewig G (1981) Protection against UV-B by UV-A-induced tan. Arch Dermatol 118:483–486

122. Schauder S (1991) Phototoxische und photoallergische Reaktionen auf Arzneimittel und andere exogene Substanzen. Allergologie 14:13–22

123. Schell H, Schwarz W, Dreger M, Haneke E, Hornstein OP (1985) Hydroa vacciniformia – Urokaninsäuregehalt der Hornschicht. Hautarzt 36:336–340

124. Schiff M, Jillson OF (1960) Photoskin in hydroa vacciniforme. Arch Dermatol 82:812–816

125. Schürer NY, Hölzle E, Plewig G, Lehmann P (1992) Photosensitivity induced by quinidine sulfate: experimental reproduction of skin lesions. Photodermatol Photoimmunol Photomed 9:78–82

126. Sidi E, Hincky M, Gervais A (1955) Allergic sensitization and photosensitization to phenergan cream. J Invest Dermatol 24:345–352

127. Sontheimer RD, Thomas JR, Gilliam JN (1979) Subacute cutaneous lupus erythematosus. Arch Dermatol 115:1409–1415

128. Steinert M (1989) Bestimmung der minimalen Erythem-Dosen. Dt Dermatol 37:66–69

129. Stern RS, Docken W (1986) An exacerbation of SLE after visiting a tanning salon. JAMA 255:3120

130. Thune A, Jansén C, Wennersten G, Rystedt I, Brodthagen H, McFadden N (1988) The Scandinavian multicenter photopatch study 1980–1985: final report. Photodermatol 5:261–269

131. Tronnier H, Petri H, Pierchalla P (1988) UV-provozierte bullöse Hautveränderungen bei systemischem Lupus erythematodes. Zbl Haut 154:616–617

132. Vandermaesen J, Roelandts R, DeGreef H (1986) Light on the persistent light reaction – actinic reticuloid syndrome. J Am Acad Dermatol 15:685–692

133. Wells MM, Golitz LE, Bender BJ (1980) Erythropoietic protoporphyria with hepatic cirrhosis. Arch Dermatol 116:429–432

134. Wennersten G, Thune P, Brodthagen H, Jansén C, Rystedt I (1984) The Scandinavian multicenter photopatch study. Preliminary results. Contact Dermatitis 10:305–309

135. Wick GH, Hönigsmann H, Timpl R (1977) Immunofluorescence demonstration of type IV collagen and a non-collagenous glycoprotein in thickened vascular basal membranes in protoporphyria. J Invest Dermatol 73:335–338

136. Wilkinson DS (1961) Photodermatitis due to tetrachlorsalicylanilide. Br J Dermatol 73:213–219

137. Wilkinson DS (1962) Further experiences with halogenated salicylanilides. Br J Dermatol 74:295–301

138. Wilkinson DS (1962) Patch test reactions to certain halogenated salicylanilides. Br J Dermatol 74:302–306

139. Willis I, Kligman AM (1968) The mechanism of the persistent light reactor. J Invest Dermatol 51:358–394

140. Wucherpfennig V (1931) Biologie und praktische Verwendbarkeit der Erythemschwelle des UV. Strahlentherapie 40:201–243

141. Wucherpfennig V (1942) Zur Messung und Bemessung des Ultraviolett-Erythems. Klin Wschr 21:926–930

142. Zugerman C (1981) Persistent photosensitivity caused by musk ambrette. Arch Dermatol 117:432–434

Sachverzeichnis